W. Reimer & F. Füller

# Pflegediagnosen

Universitätsverlag ulm GmbH

W. Reimer F. Füller

# Das Kleine Pflegediagnosen Buch



Universitätsverlag ulm GmbH

## Anschriften der Verfasser:

Willy Reimer — Lehrer für Krankenpflege
Keltenweg 13
89275 Elchingen

Felix Füller — Lehrer für Krankenpflege
Hinter der Kirche 1
89173 Lonsee

email: felix.fueller@medizin.uni-ulm.de
willy.reimer@medizin.uni-ulm.de

Die Deutsche Bibliothek - CIP-Einheitsaufnahme

Reimer, Willy:
Das kleine Pflegediagnosenbuch / W. Reimer; F. Fueller, Ulm
Universitätsverlag Ulm, 2000

ISBN 3-89559-145-9

Impressum: © Universitätsverlag Ulm GmbH, 2000
Postfach 42 04, 89032 Ulm
Telefon: 0731/15 28 60
Telefax: 0731/15 28 62

Als Typoskript gedruckt.


Druck + Bindung: Memminger Zeitung Verlagsdruckerei GmbH, Memmingen

ISBN 3-89559-145-9

# Vorwort

Die traditionelle Aufgabe der Pflege bestand vor allem darin, kranken, behinderten und alten Menschen das Befinden zu erleichtern. Es standen dabei Tätigkeiten im Vordergrund wie das Verbinden von Wunden, Verabreichen von Medikamenten, die Durchführung der Körperpflege, Nahrungsverabreichung oder das Mobilisieren von Patienten.
Die Entwicklung des Gesundheitssystems hat sich geändert - und mit ihm die Pflege.
Die heutige Pflege möchte sich von der Abhängigkeit von ärztlichen Anordnungen emanzipieren und ein eigenständiger und kompetenter Beruf sein. Pflegende arbeiten heute mit Gesunden und Kranken, zu Hause oder in Institutionen. Die Pflege will ein klar definierter, kompetenter und unabhängiger Beruf sein, der mit den anderen Gesundheitsberufen zusammenarbeitet, um eine ganzheitliche Betreuung zu konzipieren und durchzuführen.

Die Tätigkeit der Pflege wird im Rahmen der medizinischen Fortschritte immer komplexer. Gleichzeitig machen begrenzte finanzielle Ressourcen eine knappe Kalkulation notwendig, und der Gesetzgeber fordert eine lückenlose Dokumentation der Betreuung, um die Notwendigkeit und den Erfolg der Behandlungen überprüfen zu können. Auch die Rolle des Patienten hat sich stark gewandelt; vor allem in der ambulanten Pflege ist die gute Zusammenarbeit mit Angehörigen und Patient eine wesentliche Komponente, so daß man hier am eher von einem Klientenverhältnis sprechen kann.

Um den vielfältigen Anforderungen gerecht zu werden,

reicht eine rein intuitive und traditionsorientierte Arbeitsweise für die Pflege nicht mehr aus. Aus dieser Erkenntnis heraus begannen die Pflegenden bereits vor Jahrzehnten, den Pflegeprozeß zu analysieren und zu studieren, um damit ihre Arbeit zu strukturieren und zu verbessern, und um die Grundlagen für eine gleichbleibende Qualität zu schaffen.
Einen wesentlichen Beitrag leistet dazu die Arbeit mit Pflegediagnosen in der Praxis.
Der Pflegeprozess setzt sich aus (1) der Erhebung oder Informationssammlung von Gesundheits– und Krankheitsdaten, (2) der Ermittlung von Pflegediagnosen aus vorhanden Problemen oder Risiken des Patienten, (3) der Planung mit dem Ermitteln von möglichen Pflegestrategien und dem Festsetzen von Zielen, (4) der Durchführung der Pflege und (5) der Überprüfung oder Evaluierung der Pflege zusammen.
Pflegediagnosen stellen für die Pflege in Deutschland dabei ein relativ neues Element dar. Der Begriff Diagnose bedeutet Erkenntnis, Einsicht. Um zu einer Erkenntnis oder Einsicht zu gelangen, ist es notwendig, daß die betreffende Sache aus verschiedenen Perspektiven betrachtet wird. Im Bereich der Pflege bedeutet dies folgendes: Es darf nie ein einzelnes Symptom oder eine einzelne Äußerung des Patienten herangezogen werden, um ein Problem zu formulieren, sondern es sind grundsätzlich mehrere Daten nötig, um zu einer sicheren und genauen Diagnose zu gelangen.

Dies ist der Ansatz dieses Buches, um Pflegenden in der Praxis zur der Arbeit mit Pflegediagnosen die nötige Hilfestellung zu sichern.

# Inhaltsverzeichnis

# Einführung

Die Präsentation von Pflegediagnosen erfordert eine Klassifikation, die einen verständlichen Rahmen liefert, der den Pflegenden ein rasches Auffinden von Diagnosen zu erkannten Problemfeldern ermöglicht. Die bisher im deutschen Sprachraum verwendeten Klassifikationen wie z.B. die der Lebensaktivitäten, führen zu einer starken Zergliederung und zu einer Gewichtung bestimmter Bereiche. In unsere praktischen Arbeit mit Pflegediagnosen haben sie sich als wenig hilfreich erwiesen. Dies gilt auch für die amerikanischen Klassifikation wie z.B. die der NANDA (North American Nursing Diagnosis Association), die nur eingeschränkt auf die deutsche Pflege zu übertragen sind. Diese Problematik ermunterte uns, eine eigene Klassifikation für die praktische Arbeit mit Pflegediagnosen zu entwickeln – die

**Klassifikation nach dynamischen Aktionsfeldern.**

**Erläuterung**

Der Mensch steht in einer laufenden dynamischen Beziehung zu seiner Umwelt. Seine Funktionen und Verhaltensweisen sind immer ganzheitlich und können nicht auf ihre einzelnen Elemente eingeschränkt werden. Unter Funktionen verstehen wir Aktivitäten des Lebens, die ohne bewusstes Zutun des Menschen verlaufen; als Beispiel seien hier die Herzkreislauffunktion oder die Nierenfunktion erwähnt. Unter Verhaltensweisen verstehen wir Aktivitäten des Menschen, die bewusst und im allgemeinen zielgerichtet verlaufen; dazu zählen wir Handlungen wie die Körperpflege, Ausscheidung, Bewegung sowie Aktivitäten in der Gemeinschaft und der Beziehung zu Anderen. Aktionen bestimmen das Leben als einen Prozess von Wachstum und Entwicklung über die gesamte Lebensspanne, geprägt durch wechselseitige Beeinflussung von Innen und Außen. Aktionen sind dynamisch, weil das menschliche Streben immer auf Fortschritt und Weiterentwicklung ausgerichtet ist. Die natürlichen Bestrebungen des menschlichen Lebens sind ausgerichtet auf:

- das Erreichen von Wohlbefinden und Integrität in der Umwelt;
- auf Verwirklichung von gesteckten Zielen entsprechend der persönlichen Lebensphilosophie;
- auf soziale Integration und Harmonie in Familie und/ oder Gruppe;
- auf körperliche und geistige Leistungsfähigkeit;
- auf optimale Entwicklung, Wachstum und Lebensenergie.

Bestrebungen zur Entwicklung und zur optimalen Funktion verlaufen in einzelnen dynamischen Aktionen, die unverwechselbare Aufgaben erfüllen, aber eine gemeinsame Zielsetzung für das Gesamtbefinden des Individuums haben.

Gemeinsamkeiten einzelner Aktionen ergeben einzelne Aufgaben oder Funktionskomplexe, die wir Aktionsfelder bezeichnen wollen. Kennzeichen eines Aktionsfelds sind die auf das natürliche Bestreben hin orientierte Aktionen, die überschneidende oder vergleichbare Funktionen erfüllen.

**Aktionsfelder sind:**

- ***Gesundheit und Wohlbefinden***
- ***Wahrnehmung und Lebenskonzeption***
- ***Interaktion und Integration***
- ***Aktivität und Erholung***
- ***Energie und Stoffwechsel***

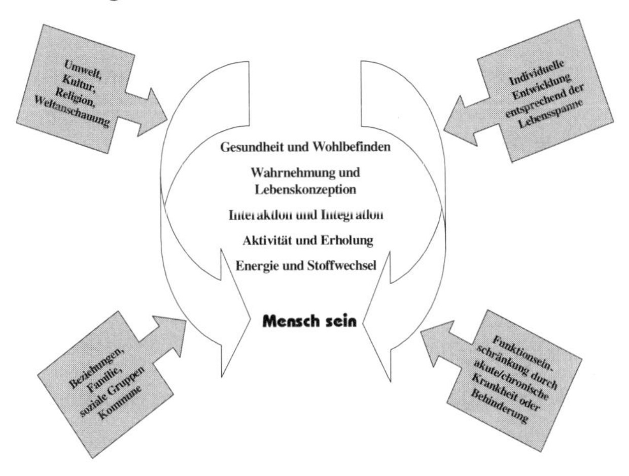


**Schaubild Aktionsfelder:** Aktionsfelder sind dynamisch; das bedeutet, daß sie sich in einem fortwährenden Wandel befinden und gemeinsam zum Optimum streben. Sie werden durch äußere Faktoren beeinflußt, die den Menschen in seiner gesamten Entwicklung und in seinem Leben beeinflußen und im gegenseitigen Austausch von ihm beinflußt und mitgestaltet werden. Mensch sein und optimales Wohlbefinden werden erreicht, wenn zwischen internen und exterenen Faktoren ein Gleichgewicht besteht.

### Kennzeichen

- Aktionsfelder stehen in einer dynamischen Beziehung zueinander.
- Aktionen in einem Feld lösen auch Aktionen in einem anderen Feld oder allen Feldern aus oder werden selbst durch internen oder externen Feedback ausgelöst.
- Aktionen in einem Feld sind unverwechselbar; sie haben aber zu anderen Aktionen des Feldes Gemeinsamkeiten und direkte Verbindungen.
- Aktionen in ein Feld erfüllen eine gemeinsamen Funktion, sie sind zielgerichtet u. mehrdimensional.
- Alle Aktionsfelder bilden zusammen ein Ganzes, sie dürfen nicht isoliert betrachtet werden.

### Beeinflussungen

- Umwelt, Arbeitsbedingungen, finanzielle Situation.
- Kultur, Erziehung, gesellschaftliche Normen.
- Religion und Weltanschauung.
- Beziehungen, Familie, Gruppen und der Kommune.
- Individuelle Entwicklung über die Lebensspanne.
- Aktueller Stand auf der Lebensspanne.
- Funktionseinschränkungen durch akute und chronische Krankheit oder durch Behinderung.

### Grundlagen

Grundlage der dynamischen Aktion ist eine ganzheitliche Betrachtungsweise, bei der ein Individuum immer mehr ist als die Summe seiner Einzelfunktionen. Diese Betrachtungsweise des Menschen ist Grundlage aller modernen Pflegetheorien, unabhängig davon, welchen Erklärungsansatz sie verfolgen. Die ganzheitliche Sichtweise zieht auch die Entwicklung über die gesamte Lebenspanne des Menschen in Betracht. Sie unterscheidet sich dabei grundsätzlich von der biodynamischen Betrachtungsweise der Medizin, die immer mehr darauf verfällt, den Menschen in isolierten Funktionen zu behandeln. Die Aufgaben der Pflege sind ganzheitlich ausgerichtet und haben in allen Bereichen einen eigenständigen Charakter. Ganzheitliche Pflege ist akzeptierend, respektierend, partnerschaftlich, vorbeugend, integrierend, erhaltend, fördernd, aktivierend und heilend. Die Pflege steht in direkter Beziehung zum Patienten und seinem Umfeld und hat eigenständige Domänen, in denen sie aktiv wird. Sie leistet - allein oder im Team mit anderen - ihren Beitrag zur Verbesserung oder Erhaltung der Gesundheit, der Genesung von einer Krankheit oder der Linderung von Leiden und der Erleichterung des Sterbens.

## Pflegedomänen

- Gesundheitsberatung und -prävention,
- Direkte Pflege in akuten oder chronischen Situationen,
- Erhaltung, Förderung oder Wiederherstellung der normalen Entwicklung und der Selbstwahrnehmung,
- Erhaltung und Förderung der angestrebten Rollenfunktion und der Integration oder Reintegration in das persönliche Umfeld des Menschen, Schulung und Beratung zur Erschließung von persönlichen, familiären oder kommunalen Ressourcen zur

Adaption an veränderte physische, psychische oder soziale Funktionen.

- Förderung von Wohlbefinden und Gesundheit durch konventionelle oder alternative Pflegemodalitäten.

Kennzeichen der eigenständigen Domänen ist die diagnostische Ermittlung von funktionalen Einschränkungen oder Fehlfunktionen im Menschen selbst oder auch in seinem Umfeld und die zielgerichtete Intervention, die gemeinsam mit dem Patienten im Einklang mit seinen Ressourcen und den Anforderungen des Umfelds ergriffen werden.
Ganzheitliche Pflege setzt einen diagnostischen Prozess voraus, in dem eine oder mehrere Pflegekräfte die Planung und Betreuung während des Prozesses begleiten und evaluieren um so die Kontinuität für einen optimalen Heilungsprozeß oder aber auch ein einheitliches Schulungsprogramm für die Gesunderhaltung des Patienten sichern.

## Voraussetzungen

- Ein eigenständiges diagnostische Fachwissen und Kompetenz in der pflegerischen Erhebung.
- Integration des Patienten und partnerschaftliche Beteiligung an Planung und Umsetzung der Pflege.
- Verbindliche Planung und Kontinuität der Pflege.
- Eine oder mehrere Pflegekräfte zeichnen für den Prozess verantwortlich.
- Einbindung aller beteiligten Pflegekräfte in die Aufgaben aus dem Prozess.
- Einbindung von Familie und anderen Diensten.

- Klare Abgrenzung der pflegerischen Therapie von der medizinischen Therapie.
- Partnerschaftliche Zusammenarbeit mit der Medizin ohne Abhängigkeiten.

Pflege im diagnostischen Prozess ist auf Aktionsfelder ausgerichtet, in denen der Patient eine Einschränkung, Belastung oder eine reduzierte Entwicklung erlebt und so in seinem persönlichen Streben nach einem Optimum behindert wird. Pflege kann dabei direkt am Patienten oder aber auch an den Rahmenbedingungen oder seinem sozialen Umfeld ansetzten.

## Aufbau der dynamischen Aktionsfelder

Dynamische Aktionsfelder nennen wir die Rahmen oder Gruppen von gleichartigen Aktionen. Die einzelnen Aktionen innerhalb eines Feldes streben nach Gleichklang und Harmonie untereinander, um eine optimale Entwicklung des Feldes zu sichern. Alle Aktionsprozesse innerhalb eines Feldes verlaufen dynamisch und sind somit einer laufenden Veränderung und Adaption an die gegenwärtige oder die angestrebte Situation unterworfen.
Die einzelnen Aktionen eines Feldes können Funktionen, Verhalten oder Beziehungen sein. Gemeinsames Kriterium ist die zentrale Aufgabe des Aktionsfelds. Tritt eine Störung in einem Feld auf so, kann die Ursache in einer einzelnen Aktion liegen durch, die auch die anderen Aktionen des Feldes mit beeinflußt werden - oder es werden mehrere oder alle Aktionen gestört, die sich gegenseitig verstärken können und so zu einer massiven Beeinträchtigung des Feldes führen. Ist ein Aktionsfeld beeinträchtigt, so werden in der Regel auch andere oder alle Aktionsfelder in ihrer Funktion beeinträchtigt.

Aufgabe der Pflege ist es somit, im diagnostischen Prozess alle Aktionsfelder zu betrachten um einzelne Störungen zu ermitteln. Pflegerische Therapie kann geziolt auf die Störung der Aktion erfolgen, muss aber, um ein Optimum an Erfolg zu sichern auch alle anderen Aktionsfelder bewahren und fördern um den gesamten Menschen zu einem optimalen Erhalt, oder zur Wiederherstellung der Gesundheit zu verhelfen.

Die Klassifikation der dynamischen Aktionsfelder sichert durch ihren einheitlichen und strukturierten Aufbau die umfassende Erfassung und Pflege des Menschen; hierbei werden viele Sichtweisen in Betracht gezogen, ohne daß es zu einer Zersplitterung in einzelne Funktionen wie bei der biodynamischen Betrachtung kommt.
Der ganzheitliche Aspekt erfordert Integration und partnerschaftliche Zusammenarbeit mit dem Patienten im diagnostischen Prozess. Die Aktionsfelder sind nur in ihren Grundzügen bei allen Menschen gleich, ihre Ausgestaltung und Spezifizierung ist durch die individuelle Prägung des Menschen differenzierend. Störungen und Risiken sollten immer das Umfeld des Patienten berücksichtigen und gemeinsam mit dem Patienten zielgerichtet behandelt werden. Liegt eine Störung oder ein Risiko im Umfeld des Patienten, so sollten mit dem Patienten Strategien entwickelt werden, damit eine Adaption oder Integration erfolgen kann.

*Die inhaltliche Differenzierung erfolgt jeweils bei den einzelnen Feldern (siehe nächste Seite).*

# Gesundheitsverhalten

Die Gesundheit ist einem kontinuierlichen Wandel unterworfen.
Sie ist abhängig vom Lebensalter und vom persönlichen Verhalten – dem sogenannten Gesundheitsbewusstsein. Das Verhalten zur Gesundheit wird von familiären, finanziellen und sozialen Kriterien beeinflusst.

Das Gesundheitsbewusstsein ist abhängig vom Informationsstand, vom Willen und von der Verfügbarkeit von Mitteln und Quellen, um persönliche Ziele entwikkeln und erreichen zu können.

Viele Erkrankungen entstehen langfristig aus mangelnder Gesundheitsfürsorge. Risiken, die z.B. durch Rauchen, Alkoholkonsum, Drogenmissbrauch, Fehlernährung, Bewegungsarmut oder körperlicher Raubbau entstehen, weisen oft auf Unkenntnis oder Verdrängung der möglichen Gesundheitsfolgen.
Die Entscheidung für ein die Gesundheit förderndes oder eher schädigendes Verhalten trifft der Mensch selbst, soweit es sein Bewusstseinsgrad zu lässt, und sie muss respektiert werden. Allerdings sollte sichergestellt werden, dass die gesundheitlichen, familiären und sozialen Konsequenzen in den Entscheidungsprozess einfließen.

Daher muss die Pflege intervenieren, wenn der Klient nicht in der Lage ist, seinen Gesundheitszustand bewusst zu beeinflussen, wenn der Klient die Risiken nicht abschätzen kann, und wenn der Klient das Bedürfnis nach vertiefter Information zum Ausdruck bringt, um seinen Gesundheitszustand zu erhöhen bzw. aktiv gestalten zu können.

Aufgabe der Pflege ist es, Risiken zu sehen, den Klienten umfassend zu informieren und ihn über die erforderlichen Veränderungen und Anpassungen zu beraten. Darüber hinaus sollten nach Möglichkeit Mittel zur Unterstützung der Aktivitäten zur Verfügung gestellt werden und – soweit angemessen – andere Gesundheitsdienste in die Betreuung mit einbezogen werden.

Pflegediagnosen in dieser Gruppe beziehen sich auf den Bedarf von Information und Beratung, um den Gesundheitszustand aufrechtzuerhalten beziehungsweise zu verbessern und Risiken zu verhindern:

⇒ Informationsbedarf
⇒ Therapiefehler
⇒ Übertragungsrisiko
⇒ Gesundheitsverhaltensänderung
⇒ Aktivitätsmangel
⇒ Fehlernährung
⇒ Substanzenmissbrauch
⇒ Selbstverstümmelungsrisiko
⇒ Selbsttötungsrisiko

# Informationsbedarf

## Definition

Zustand, in dem eine Person oder eine Gruppe eine Einschränkung im Gesundheitsverhalten erfährt oder einem Gesundheitsrisiko ausgesetzt ist wegen ungenügendem spezifischen Wissen.

## Synonyme

⇒ Gesundheitsrisiko wegen mangelnder Information
⇒ Wissensdefizit / Informationsmangel

## Charakteristik

*Sollten vorhanden sein:*

⇒ Berichtetes oder erfasstes geringes Wissen, geringe Motivation und Interesse an der Gesundheit und an Gesundheit förderndem Verhalten;
⇒ Äußert den Informationsbedarf, gibt Informationen ungenau wieder und zeigt unangemessene Reaktionen und Verhaltensweisen.

*Können vorhanden sein:*

⇒ Geäußerte oder beobachtete Unfähigkeit, den eigenen Lebensstil an die Gesundheits-anforderungen anzupassen;
⇒ Geäußertes oder beobachtetes Fehlverhalten wie geringe körperliche Aktivität, Substanzieller Mißbrauch, Eßsucht, ungesunde Ernährung;
⇒ Veränderungen im körperlichen Zustand, geringe körperliche Fürsorge, schlechte Körperpflege etc.;
⇒ Geringe persönliche Ressourcen, kognitive Defizite;
⇒ Einschränkungen in der Wahrnehmung;
⇒ Geringe familiäre Ressourcen, und negative Beeinflussung durch das Umfeld;

⇒ Unfähigkeit, instruierte Techniken zu demonstrieren.

**Strategien**

⇒ Erfassung des aktuellen und vergangenen Gesundheitsverhaltens und vorhandener Risikopotentiale.
⇒ Erfassung von beeinflussenden Faktoren, kulturellen Einflüssen, persönlichen und familiären Ressourcen.
⇒ Ermittlung von intellektuellen Fähigkeiten und Ressourcen zur Informationsaufnahme und Umsetzung.
⇒ Angepasste Vermittlung von Informationen und Bereitstellung von geeignetem, auf den Bedarf abgestimmtem Informationsmaterial.
⇒ Beratung und Schulung zu erforderlichen Anpassungen und Veränderungen.

**Ziele**

⇒ Kennt die Risikofaktoren und Wege, um die Gesundheit zu sichern oder zu verbessern.
⇒ Äußert Bereitschaft und Willen, die erforderlichen Veränderungen vorzunehmen.
⇒ Nimmt Informationen auf und setzt sie in Bezug zu seiner Gesundheit.
⇒ Fragt nach weiteren Informationen und Beratung.
⇒ Findet geeignete Wege, um seine persönliche Gesundheit zu steigern.
⇒ Interpretiert und integriert die erlernten oder erfahrenen Veränderungen richtig.
⇒ Ergreift geeignete Maßnahmen zur Gesundheitsfürsorge.
⇒ Integriert die empfohlenen Maßnahmen in seinem Tagesplan.

## Therapiefehler

### Definition

Versagen bei der Umsetzung eines Behandlungsprogramms in die tägliche Routine und Unfähigkeit, die angestrebten Therapieziele zu erreichen.

### Synonyme

⇒ Unzureichender Umgang mit dem Therapieplan
⇒ Therapieablehnung
⇒ Noncompliance

### Charakteristik

*Sollten vorhanden sein:*

⇒ Äußerung über Ablehnung der Behandlung oder über ein Absetzen der Therapie;
⇒ Berichte über Probleme bei der Integration der Therapie in den Alltag und über begrenzte persönliche und familiäre Ressourcen;
⇒ Beobachtbarer falscher Umgang mit dem Therapieplan.

*Können vorhanden sein:*

⇒ Verschlechterung der Erkrankung;
⇒ Unangemessene Zielvorstellung und Handhabung der Behandlungsanordnungen;
⇒ Berichte über die Unfähigkeit, die Risikofaktoren für die Krankheit zu reduzieren;
⇒ Geringes Vertrauen in die Therapie und ihren Erfolg.

**Strategien**

⇒ Erfassung von ursächlichen oder begleitenden Faktoren, die zu dem Verhalten führen.
⇒ Aufbau eine vertrauensvollen Basis zur gemeinsamen Problemlösung und zur Integration der Therapie.
⇒ Förderung von Selbstvertrauen und Zuversicht, die Problematik zu bewältigen.
⇒ Förderung von kognitivem Verstehen und emotionaler Akzeptanz.
⇒ Förderung und Integration der familiären Ressourcen.

**Ziele**

⇒ Erläutert seine persönlichen Vorstellungen zur Krankheit und ihrer Behandlung.
⇒ Beschreibt die Probleme bei der Integration des Therapieplans in das tägliche Leben.
⇒ Sieht die Erfordernis zur Kontinuität bei der Umsetzung der Therapieplans.
⇒ Führt die eventuell erforderliche Umstellung im Lebensstil durch.
⇒ Klient und Bezugspersonen entwickeln einen Plan zur Integration der Behandlung.
⇒ Wählt tägliche Aktivitäten aus, welche geeignet sind, die Behandlung umzusetzen.
⇒ Drückt seine Absicht aus, Risikofaktoren zu minimieren oder zu eliminieren.
⇒ Klient und Familienmitglieder nutzen verfügbare Ressourcen.

## Übertragungsrisiko

### Definition

Zustand, in welchem eine Person das Risiko trägt, eigene Krankheitserreger auf andere Menschen zu übertragen.

### Synonyme

⇒ Risiko zur Krankheitsübertragung

⇒ Wissensdefizit bezüglich möglicher Krankheitsübertragung

### Charakteristik

Vorhandensein von Risikofaktoren (siehe unten)

*Pathophysiologisch/Therapeutisch*:

⇒ Ausscheider/ Träger von schwer zu behandelnden Keimen;

⇒ Meldepflichtige Infektionserkrankung;

⇒ Infektiöse Wunden.

*Persönlich/Umwelt:*

⇒ Mangelnde persönliche Hygiene;

⇒ Unhygienische Lebensverhältnisse;

⇒ Ernährungsmangel; Trinkwassermangel;

⇒ Aufenthalt in Risikobereichen;

⇒ Häufig wechselnde Geschlechtspartner.

**Strategien**

⇒ Ermitteln der Ursachen für die Beeinträchtigung des Selbstschutzes.
⇒ Information über angemessene Sicherheits- und Überwachungsmaßnahmen.
⇒ Überwachung der Klientensicherheit.
⇒ Ausführung bzw. Unterstützung der verordneten Therapie.

**Ziele**

⇒ Stabile Kreislauffunktion.
⇒ Intakte Haut/ Schleimhaut.
⇒ Blutungen sind gestillt, Verletzungen verheilt.
⇒ Laborparameter sind im gewünschten Bereich.
⇒ Klient toleriert die Behandlung ohne Komplikationen.
⇒ Führt korrekte Eigenbeobachtung durch und berichtet Veränderungen.
⇒ Befolgt die Ernährungsempfehlungen.
⇒ Klient und Angehörige zeigen sich informiert über die Behandlung, die Risiken und mögliche Folgen.
⇒ Klient und Angehörige zeigen die Bereitschaft, empfohlene Sicherheitsvorkehrungen zu treffen und einzuhalten.
⇒ Klient und Angehörige äußern den Willen, die Kontrolltermine einzuhalten.

# Gesundheitsverhaltensänderung

## Definition

Zustand, in dem sich eine Person bewusst oder aus mangelnder Kenntnis einem Gesundheitsrisiko aussetzt.

## Synonyme

⇒ Gesundheitsrisiko
⇒ Selbstschädigungsrisiko

## Charakteristik

Sollten vorhanden sein:

⇒ Geäußerte oder beobachtete Verhaltensweisen, die bei weiterer Durchführung zur Schädigung der Gesundheit des Klienten führen;
⇒ Geringe bzw. fehlerhafte Kenntnisse über die Gefahren, die aus dem Verhalten resultieren;
⇒ Mangelnde Motivation und Interesse an der Aufrechterhaltung der Gesundheit.

Können vorhanden sein:

⇒ Berichtete oder beobachtete Unfähigkeit, den Lebensstil zu ändern;
⇒ Veränderungen im körperlichen Zustand, geringe körperliche Fürsorge;
⇒ Geringer familiärer bzw. sozialer Rückhalt;
⇒ Einschränkungen in der Wahrnehmung;
⇒ Negative Beeinflussung durch das Umfeld;

⇒ Körperliche oder seelische Veränderungen.

**Strategien**

⇒ Erfassung der aktuellen und bisherigen Aktivitäten und Verhaltensweisen.
⇒ Erfassung von Änderungen des Gesundheitszustands.
⇒ Gezielte Vermittlung von Informationen über die Gesundheitsrisiken und ihre Prävention.
⇒ Beratung über geeignete Aktivitäten zur Sicherstellung der Gesundheit.

**Ziele**

⇒ Äußert den Wunsch, seine Gesundheit aufrecht zu erhalten.
⇒ Sucht Unterstützung und Information bei geeigneten Stellen.
⇒ Zeigt keine Verschlechterung des Gesundheitszustands.
⇒ Erfährt Hilfe durch Personen seines Vertrauens.
⇒ Führt Tätigkeiten durch, die geeignet sind, seinen Gesundheitszustand zu verbessern.
⇒ Zeigt keine Verhaltensauffälligkeiten.

## Aktivitätsmangel

### Definition

Zustand, in dem eine Person wegen mangelnder oder einseitiger Aktivität einem Gesundheitsrisiko ausgesetzt ist.

### Synonyme

⇒ Gesundheitsrisiko wegen mangelnder Aktivität

⇒ Unausgeglichene Aktivität

⇒ Bewegungsmangel

### Charakteristik

*Sollten vorhanden sein:*

⇒ Berichtete oder beobachtete Unfähigkeit, die Aktivitäten entsprechend der Gesundheitsanforderungen durchzuführen;

⇒ Berichtetes oder erfasstes geringes Wissen, geringe Motivation und Interesse an der Gesundheit und an gesundheitsförderndem Verhalten.

*Können vorhanden sein:*

⇒ Berichtete oder beobachtete Unfähigkeit, den Lebensstil an die Anforderungen anzupassen;

⇒ Veränderungen im körperlichen Zustand, geringe körperliche Fürsorge, schlechte Körperpflege etc.;

⇒ Geringe persönliche Ressourcen, kognitive Defizite;

⇒ Einschränkungen in der Wahrnehmung;

→ Geringe familiäre Ressourcen, negative Beeinflussung durch das Umfeld.

**Strategien**

⇒ Erfassung der aktuellen und bisherigen Aktivitäten und den (neuen) Anforderungen.
⇒ Erfassung von Bewegungseinschränkungen und funktionalen Störungen.
⇒ Gezielte Vermittlung von Informationen und Schulung von geeigneten Aktivitäten zur Anpassung an die Gesundheitsanforderungen.

**Ziele**

⇒ Erkennt die Notwendigkeit von Aktivitäten zur Gesunderhaltung.
⇒ Trifft eigene Entscheidungen zum Tagesplan.
⇒ Führt Aktivitäten zur Gesundheit in dem für ihn möglichen Rahmen durch.
⇒ Versteht die Notwendigkeit der Selbstbeobachtung seiner Körperfunktionen.
⇒ Erhält bzw. verbessert seine Muskelkraft und den Grad seiner Beweglichkeit.
⇒ Demonstriert spezifische motorische Fertigkeiten wie z.B. Zähne putzen.
⇒ Familie oder Bezugspersonen demonstrieren Fertigkeit bei der Ausführung der gelernten Tätigkeiten/Aktivitäten.
⇒ Nimmt die Möglichkeiten der Unterstützung wahr.

## Fehlernährung

### Definition

Zustand, bei dem sich eine Person durch ihr Ernährungsverhalten dem Risiko für Gesundheitsschädigung aussetzt.

### Synonyme

⇒ Gesundheitsrisiko durch falsche Ernährung
⇒ Ernährungsfehler
⇒ Essstörung

### Charakteristik

*Sollten vorhanden sein:*

⇒ Berichtetes oder erfasstes geringes Wissen, geringe Motivation und Interesse an der Gesundheit und an Gesundheit förderndem Verhalten;
⇒ Erfasstes Fehlverhalten oder mangelnde Anpassung der Ernährung an den Gesundheitszustand;
⇒ Fehlende oder nicht wahrgenommen Informationen über die Auswirkungen des Verhaltens auf die eigene Gesundheit;
⇒ Mangelnde Wahrnehmung von negativen Auswirkungen.

*Können vorhanden sein:*

⇒ Geäußerte oder beobachtete Unfähigkeit, seinen Lebensstil an die Gesundheitsanforderungen anzupassen;
⇒ Veränderungen im körperlichen Zustand, geringe körperliche Fürsorge, mangelnde Körperpflege etc.;

⇒ Mangelnde Ressourcen, kognitive Defizite;
⇒ Geringe familiäre Ressourcen, negative Beeinflussung durch das Umfeld.

**Strategien**

⇒ Erfassung der Ernährungsgewohnheiten und der möglichen Auswirkungen auf den aktuellen Gesundheitszustand.
⇒ Ermittlung von beeinflussenden Faktoren, kulturellen Einflüssen, persönlichen und familiären Ressourcen.
⇒ Aufzeigen des Zusammenhangs zwischen Ernährung und beeinträchtigter persönlicher Gesundheit.
⇒ Förderung von Motivation und persönlicher Information.
⇒ Beratung und Schulung zu erforderlichen Anpassungen und Veränderungen.

**Ziele**

⇒ Erkennt Auswirkungen auf die eigene Gesundheit.
⇒ Versteht den Zusammenhang zwischen der Ernährung und dem Erhalt der Gesundheit und des Wohlbefindens.
⇒ Äußert den Willen, die erforderlichen Veränderungen vorzunehmen
⇒ Nimmt Informationen auf und setzt sie in Bezug zu seiner Gesundheit.
⇒ Verlangt nach weiteren Informationen und Beratung.
⇒ Beschreitet geeignete Wege, um seine Ernährung umzustellen.
⇒ Erstellt einen Ernährungsplan und integriert diesen in seinen Lebensstil.
⇒ Nutzt verfügbare Angebote zur Gesundheitsförderung.

## Substanzenmissbrauch

### Definition

Zustand, in dem eine Person durch missbräuchliche Verwendung von Substanzen einem Gesundheitsrisiko ausgesetzt ist.

### Synonyme

⇒ Fehlerhafte Verwendung von Mitteln

⇒ Sucht

### Charakteristik

*Sollten vorhanden sein:*

⇒ Berichtetes oder erfasstes geringes Wissen über die Gefahren der betreffenden Substanz, geringe Motivation und Interesse an der Gesundheit und an Gesundheit förderndem Verhalten;

⇒ Unkenntnis über die Auswirkungen des Verhaltens auf die eigene Gesundheit ;

⇒ Mangelnde Wahrnehmung von negativen Auswirkungen.

*Können vorhanden sein:*

⇒ Unfähigkeit, seinen Lebensstil an die Gesundheitsanforderungen anzupassen;

⇒ Veränderungen im körperlichen Zustand, geringe körperliche Fürsorge, schlechte Körperpflege etc.;

⇒ Geringe persönliche Ressourcen, kognitive Defizite;

⇒ Geringe familiäre Ressourcen, und negative Beeinflussung durch das Umfeld.

**Strategien**

⇒ Erfassung des aktuellen und vergangenen Konsums von Suchtmitteln und von bereits vorhandenen Beeinträchtigungen.
⇒ Erfassung von beeinflussenden Faktoren, kulturellen Einflüssen, persönlichen und familiären Ressourcen.
⇒ Aufzeigen des Zusammenhangs zwischen Konsum und beeinträchtigter persönlicher Gesundheit.
⇒ Förderung von Motivation und Informationsverarbeitung.
⇒ Beratung und Schulung zu erforderlichen Anpassungen und Veränderungen.

**Ziele**

⇒ Erkennt das persönliche Fehlverhalten und die Auswirkungen auf die eigene Gesundheit.
⇒ Versteht den Zusammenhang zwischen erforderlicher Einschränkung bzw. Weglassen der Mittel und der Erhaltung von Gesundheit und Wohlbefinden.
⇒ Äußert Bereitschaft und Motivation, erforderliche Veränderungen vorzunehmen
⇒ Nimmt Informationen auf und setzt sie in Bezug zu seiner Gesundheit.
⇒ Fragt nach weiteren Informationen und Beratung.
⇒ Erkennt geeignete Wege, den Konsum von schädigenden Mitteln zu reduzieren oder zu beenden.
⇒ Erstellt einen Plan zur Integration in seinen Tagesplan und Modifikation seines Lebensstils.
⇒ Nutzt verfügbare Angebote zur Gesundheitsförderung.

## Selbstverstümmelungsrisiko

### Definition

Bereitschaft oder Absicht, sich selbst zu verletzen, ohne sich aber zu töten.

### Synonyme

⇒ Risiko für selbstgerichtete Gewalt
⇒ Risiko für Selbstschädigung
⇒ Autoaggressivität

### Charakteristik

*Sollten vorhanden sein:*

⇒ Der Patient drückt das Verlangen oder die Absicht aus sich selbst zu verletzen oder zu schädigen;
⇒ Der Patient hat in der Vergangenheit bereits Handlungen gegen sich selbst durchgeführt;
⇒ Beobachtbare Zeichen einer Selbstverletzung.

*Können vorhanden sein:*

⇒ Berichtete oder wahrgenommene Depressionen;
⇒ Geringes Selbstwertgefühl, Hoffnungslosigkeit;
⇒ Substantieller Mißbrauch;
⇒ Halluzinationen, Verwirrung;
⇒ Geringe Selbstkontrolle, unzureichende Unterstützung;
⇒ Vermehrte Anspannung, Niedergeschlagenheit, Ablehnung, Schuldgefühle, Zwangsvorstellungen, Selbsthaß, Bedürfnis nach sensorischen Reizen.

**Strategien**

⇒ Erfassung und Einschätzung des Risikopotentials.

⇒ Direktes Ansprechen des wahrgenommen Risikos für eine Selbstschädigung.

⇒ Aufbau einer vertrauensvollen Beziehung.

⇒ Überprüfung der wahrgenommenen Realität.

⇒ Schaffung einer sicheren Umgebung.

⇒ Hilfestellung/ Unterstützung bei der Entwicklung eines adäquaten Bewältigungsverhaltens.

⇒ Einbeziehung und Kooperation mit Familie und professioneller Unterstützung.

**Ziele**

⇒ Spricht über aggressive und selbstzerstörerische Gedanken.

⇒ Bestätigt das Risiko für selbstgerichtete Gewalt.

⇒ Verneint Suizidgedanken.

⇒ Stimmt einem Abkommen zu.

⇒ Führt keine selbstgefährdende Aktionen durch.

⇒ Beteiligt sich an der Pflege.

⇒ Übernimmt Verantwortung für die Selbstfürsorge.

⇒ Demonstriert mindestens eine adäquate Bewältigungstechnik.

⇒ Berichtet frühzeitig über eine Anstieg des Risikos.

⇒ Erkennt Ressourcen zur Krisenvorbeugung.

⇒ Beschreibt adäquates Verhalten in einer Krisensituation.

⇒ Drückt positive Gefühle über sich selbst aus.

⇒ Unterhält positive Kontakte zu anderen.

# Selbsttötungsrisiko

## Definition

Ein Zustand, in dem die Gefahr einer absichtlichen Selbsttötung besteht.

## Synonyme

⇒ Suizidrisiko

⇒ Selbsttötungabsicht

## Charakteristik

*Sollten vorhanden sein:*

⇒ Der Patient äußert Suizidgedanken;

⇒ Der Patient hat in der Vergangenheit bereits einen Suizidversuch durchgeführt;

⇒ Beobachtbare Anzeichen einer Suizidvorbereitung.

*Können vorhanden sein:*

⇒ Berichtete oder wahrgenommene Depressionen;

⇒ Geringes Selbstwertgefühl, Hoffnungslosigkeit;

⇒ Substantieller Mißbrauch;

⇒ Geringe Selbstkontrolle, unzureichende Unterstützung;

⇒ Vermehrte Anspannung, Niedergeschlagenheit, Ablehnung, Schuldgefühle, Depersonalisation, Zwangsvorstellungen, Selbsthaß, Bedürfnis nach sensorischen Reizen.

**Strategien**

⇒ Erfassung und Einschätzung des Risikopotentials.
⇒ Direktes Ansprechen des wahrgenommen Risikos.
⇒ Aufbau einer vertrauensvollen Beziehung.
⇒ Überprüfung der wahrgenommenen Realität.
⇒ Schaffung einer sicheren Umgebung.
⇒ Hilfestellung/ Unterstützung bei der Entwicklung eines adäquaten Bewältigungsverhaltens.
⇒ Einbeziehung und Kooperation mit Familie und professioneller Unterstützung.

**Ziele**

⇒ Spricht über seine Suizidgedanken.
⇒ Bestätigt die Suizidgefahr.
⇒ Stimmt einem Abkommen zu.
⇒ Unternimmt keinen Suizidversuch.
⇒ Verbalisiert seine Gefühle und diskutiert Alternativen.
⇒ Nimmt professionelle Hilfe an.
⇒ Übernimmt Verantwortung für die Selbstfürsorge.
⇒ Demonstriert mindestens 1 adäquate Bewältigungstechnik.
⇒ Berichtet frühzeitig über eine Anstieg des Risikos.
⇒ Erkennt Ressourcen zur Krisenvorbeugung.
⇒ Beschreibt adäquates Verhalten in einer Krisensituation.
⇒ Drückt positive Gefühle über sich selbst aus.
⇒ Hält positive Kontakte mit anderen.

## Selbstschutz

Der Begriff Selbstschutz bezieht sich auf die Fähigkeit des Menschen, sich vor äußeren und inneren Bedrohungen seiner Gesundheit zu schützen. Diese Aufgabe obliegt der Haut, den Schleimhäuten, dem Immunsystem, den Schutzreflexen und der Fähigkeit zur Wahrnehmung und Bewegung.
Kommt es durch äußere oder innere Belastungen zu Beeinträchtigungen oder Veränderungen des Selbstschutzes, können daraus immunologische Veränderungen wie Allergien, rheumatoide Krankheitsbilder oder Diabetes Mellitus entstehen, es kann zu Blutungen und Infektionen bis hin zu Tumoren kommen, und es können - bei sensorischen Beeinträchtigungen - Verletzungen, Aspiration oder Erstickung letztlich zum Tod des Betroffenen führen.
Die Selbstschutzfähigkeit ist abhängig von inneren Faktoren wie dem Ernährungszustand, dem Lebensalter, der immunologischen Reife, dem psychisch-neurologischen Gesundheitszustand, sowie von äußeren Faktoren wie Umwelt, sozialem Stress und dem Aussetzen von Gefahren und Risiken.
Wichtige Krankheitsbilder mit verändertem Selbstschutz sind AIDS, Leukämie, Lymphtumoren, Anaphylaxie, Hauttumoren, Schleimhautdefekte aller Art, Autoimmunerkrankungen wie Lupus Erythematodes, rheumatoide Polyarthritis, Hashimoto Disease bis hin zum Diabetes Mellitus; es können aber auch psychische oder neurologische Erkrankungen, Drogenkonsum, Alkohol oder aggressive medizinische Therapien (z.B. Antibiose, Chemotherapie oder Antikoagulantientherapie) zu einer Veränderung des Selbstschutzes führen.

Aber nicht nur pathologische Veränderungen können eine Veränderung des Selbstschutzes verursachen: Der Mensch entwickelt seine Selbstschutzfähigkeit im Laufe des Heranwachsens und verliert im Rahmen des Alterungsprozesses einen Teil seiner Schutzfunktionen wieder. Der veränderte Selbstschutz betrifft immer den gesamten Menschen und ist nicht auf ein einzelnes Aktionsfeld begrenzbar.
Pflegestrategien zielen auf die Stabilisierung des Menschen in seinem Umfeld und auf die Vorbeugung von Gefahren, die z.B. eine Verletzung, Infektion oder anderes verursachen können.
Die Aufgabe der Pflege ist es, gemeinsam mit dem Klienten, seiner Familie oder Bezugspersonen, mögliche Risikofaktoren zu erfassen und zu eliminieren.
Die Pflege kann auch einen wesentlichen Beitrag zur Stabilisierung des Immunsystems liefern. Menschen, die sich sicher fühlen und adäquat betreut sind, erfahren dadurch eine Steigerung des Wohlbefindens und der Lebensqualität. Die Unterweisung von Patient und Familie in der Prävention, Kompensation und Anpassung an die veränderten körperlichen Funktionen leistet einen wesentlichen Beitrag zur langfristigen Erholung und eventuell auch zur Genesung des Klienten - soweit diese bei der vorliegenden Grunderkrankung möglich ist. Folgende Pflegediagnosen zum veränderten Selbstschutz sind denkbar:

⇒ Blutungsrisiko
⇒ Vergiftungsrisiko
⇒ Erstickungsrisiko
⇒ Infektionsrisiko
⇒ Verletzungsrisiko
⇒ Verschluckrisiko
⇒ Überempfindlichkeitsrisiko.

# Blutungsrisiko

## Definition

Risiko zur inneren oder äußeren Blutung.

## Synonyme

⇒ Blutungsgefahr

## Charakteristik

Vorhandensein von Risikofaktoren

*Pathophysiologisch/ Therapeutisch:*

⇒ Störung der Blutgerinnung;
⇒ Bluterkrankung;
⇒ Chemotherapie;
⇒ Antikoagulantientherapie;
⇒ Radioaktive-Bestrahlung;
⇒ Leberfunktionsstörungen;
⇒ schwerer Ernährungsmangel;
⇒ Großflächige Verletzungen;
⇒ Wundheilungsstörungen.

*Persönlich/ Umwelt:*

⇒ Strahlenunfall;
⇒ Vergiftung.

## Strategien

⇒ Ermitteln der Ursachen und Risikofaktoren
⇒ Information über sinnvolle Sicherheits- und Überwachungsmaßnahmen.
⇒ Überwachung der Klientensicherheit.
⇒ Ausführung bzw. Unterstützung der verordneten Therapie.

## Ziele

⇒ Stabile Kreislauffunktion.
⇒ Intakte Haut/ Schleimhaut.
⇒ Bestehende Blutungen sind gestillt, Verletzungen verheilt.
⇒ Laborparameter sind im gewünschten Bereich.
⇒ Klient toleriert die Behandlung ohne Komplikationen.
⇒ Führt korrekte Eigenbeobachtung durch und berichtet Veränderungen.
⇒ Befolgt die Ernährungsempfehlungen.
⇒ Klient und Angehörige zeigen sich informiert über die Behandlung, die Risiken und mögliche Folgen.
⇒ Klient und Angehörige zeigen die Bereitschaft, empfohlene Sicherheitsvorkehrungen zu treffen und einzuhalten.
⇒ Klient und Angehörige äußern den Willen, die empfohlenen Kontrolltermine einzuhalten.

## Vergiftungsrisiko

### Definition

Risiko für eine Schädigung von Organen durch Kontakt, Einatmung oder Einnahme von Substanzen in toxischer Menge.

### Synonyme

⇒ Vergiftungsgefahr

### Charakteristik

Vorhandensein von Risikofaktoren

*Pathophysiologisch/ Therapeutisch:*

⇒ Wahrnehmungsbeeinträchtigung;

⇒ Kognitive Störung;

⇒ Behandlung mit Mitteln von geringer therapeutischer Breite z.B. Chemotherapeutika, Antibiotika, Herzglykoside.

*Persönlich/Umwelt:*

⇒ Gefährliche Produkte in der Reichweite von Kindern;

⇒ Aufbewahrung von Medikamenten in ungesicherten Schränken;

⇒ Giftige Pflanzen in der Umgebung;

⇒ Kognitive Einschränkungen oder emotionale Probleme;

⇒ Geringe Sicherheitsvorkehrungen;

⇒ Geringe Unterweisung/ Schulung zum Umgang mit

Medikamenten und Genussmitteln;
⇒ Beeinträchtigtes Wahrnehmungsvermögen;
⇒ Bericht über Risiken und Gefahren in der Umgebung.

**Strategien**

⇒ Erfassung der Risiken.
⇒ Überprüfung von Sicherheitsmöglichkeiten.
⇒ Information und Beratung zur Verringerung bzw. Beseitigung von Risiken.
⇒ Fortlaufende Kontrolle und frühzeitige Erfassung möglicher Vergiftungszeichen.

**Ziele**

⇒ Der Klient zeigt keine Anzeichen von Vergiftung.
⇒ Seine Vitalfunktionen sind stabil und intakt.
⇒ Er ist wach und orientiert zu Zeit/ Ort/ Person.
⇒ Er nimmt seine Medikation nach Plan und Schema ein.
⇒ Er äußert keine Absichten, seine Gesundheit zu schädigen.
⇒ Er erfährt Unterstützung durch seine Angehörigen, soweit dies bei seinen Einschränkungen angebracht ist.
⇒ Er verwendet die empfohlenen Hilfsmittel korrekt, um Vergiftungen auszuschließen.
⇒ Angehörige und Klient zeigen sich informiert über die Risiken; sie planen, Hilfsdienste einzuschalten und regelmäßige Arztbesuche einzuhalten.

## Erstickungsrisiko

### Definition

Risiko für die Gefahr einer plötzlichen Erstickung durch Unterbrechung der Luftzufuhr.

### Synonyme

⇒ Erstickungsgefahr

### Charakteristik

Vorhandensein von Risikofaktoren (siehe unten)

*Pathophysiologisch/ Therapeutisch*:

⇒ Eingeschränkte Bewegungsfähigkeit;

⇒ Eingeschränkte sensorische Wahrnehmung;

⇒ Mangelnd ausgebildeter bzw. gedämpfter Schluckreflex;

⇒ Verengung der Atemwege durch Verletzung, Krankheit, Schwellung;

⇒ Mangelnde Sicherheitsvorkehrungen.

*Persönlich/Umwelt:*

⇒ Falsche Technik bei der Nahrungszufuhr;

⇒ Unzureichende Sicherheitsvorkehrungen beim Lagern;

⇒ Mangelnd kontrollierte Maschinelle Beatmung;

⇒ Falsch eingestellte bzw. ausgeschaltete Alarme am Beatmungsgerät / Monitor.

### Strategien

⇒ Erfassen der vorhanden Risikofaktoren und der therapeutischen Anforderungen.

⇒ Überprüfung und Anpassung der vorhandenen Sicherheitsstandards auf die aktuelle Situation.

⇒ Erfassung der Wahrnehmung und des Wissensstands über Schutzfunktion und die erforderlichen Sicherheitsmaßnahmen.

⇒ Information und Schulung der Angehörigen zu adäquaten Sicherheitsmaßnahmen, um das Erstickungsrisiko in der häuslichen Umgebung zu verringern.

### Ziele

⇒ Atemwege sind frei, Atemmuster der Vorgabe entsprechend; keine objektiven Zeichen von Sauerstoffmangel.

⇒ Klient empfindet keine Atemnot.

⇒ Risikofaktoren sind vermindert oder beseitigt.

⇒ Patient und/oder Angehörige überprüfen die häusliche Umgebung auf Sicherheitsrisiken.

⇒ Patient und/oder Angehörige zeigen sichere Techniken zur Verhütung einer drohenden Erstickung.

## Infektionsrisiko

### Definition

Risiko zur Gesundheitsgefährdung durch Wachstum pathogener Keime.

### Synonyme

⇒ Infektionsgefahr

### Charakteristik

Vorhandensein von Risikofaktoren (siehe unten)

*Pathophysiologisch:*

⇒ Chronische oder akute Erkrankung mit Schwächung des Abwehrsystems;
⇒ Offene Verletzungen.

*Therapeutische Risiken:*

⇒ Anlage von Sonden, Kathetern, Drainagen;
⇒ Bestrahlung, Chemotherapie, Antibiotikatherapie;
⇒ Immunsuppression, längere Hospitalisierung;
⇒ Mangelnde Hygiene.

*Persönlich/Umwelt:*

⇒ Verminderte Abwehrlage, schlechter Ernährungszustand;
⇒ Missbrauch bzw. falscher Umgang mit Injektionsmitteln;
⇒ hohes bzw. sehr geringes Lebensalter;

⇒ Informationsmangel bezüglich Hygiene und Prävention.

## Strategien

⇒ Erfassen der individuellen Risiken für eine Infektion.
⇒ Schutz möglicher Eintrittspforten für Keime.
⇒ Erhöhter Schutz, evtl. Isolation von Klienten mit reduzierter Abwehrlage.
⇒ Schulung des Klienten oder der Familie in Hygienetechniken.

## Ziele

⇒ Risikofaktoren sind ausgeschaltet.
⇒ Normale Körpertemperatur; keine Zentralisierung, kein Schüttelfrost.
⇒ Vitalzeichen im Normbereich.
⇒ Blutbild und Kulturen ohne pathologischen Befund.
⇒ Wunden zeigen normalen Heilungsverlauf; keine abnormale Sekretion.

*Klient und Angehörige...*
⇒ kennen die Infektionszeichen.
⇒ wenden korrekte Hygienetechniken an.
⇒ führen empfohlene Maßnahmen zu Infektionsprävention durch.
⇒ passen die häusliche Umgebung den Erfordernissen an.
⇒ nutzen vorhandene Ressourcen zur Information und Unterstützung.

## Verletzungsrisiko

### Definition

Risiko für ein Unterbrechen der körperlichen Unversehrtheit.

### Synonyme

⇒ Verletzungsgefahr

### Charakteristik

Vorhandensein von Risikofaktoren

*Pathophysiologisch/ Therapeutisch:*

⇒ Anwendung von gefährlichem beweglichem Equipment wie Infusionen, Infusions- oder Spritzenpumpen, Monitore;
⇒ Einsatz oder Nähe von elektrischem Strom, Mikrowelle, Magnetfeldern;
⇒ Anwendung von Behandlungsmitteln, welche die Wahrnehmung beeinträchtigen.

*Persönlich/ Umwelt:*

⇒ Motorische/ sensorische Beeinträchtigungen. (z.B. Lähmung, Sehstörung, Geruchs-, Geschmacks- oder Gehörbehinderung);
⇒ Bewusstseinsbeeinträchtigung;
⇒ Mangelnde Fähigkeit, Gefahren zu realisieren.

**Strategien**

⇒ Erfassen und Einschätzen der Fähigkeit des Klienten zur Wahrnehmung und Eigenaktivität.

⇒ Erfassen und minimieren der Umgebungsrisiken.

⇒ Schulen von Klient und Therapiebeteiligten Personen über Risiken und deren Vermeidung.

**Ziele**

⇒ Klient zeigt keine Zeichen von Gewebsschädigung, neuromuskulärer Beeinträchtigung oder Gefäßschädigung durch Lagerung oder verwendete Gerätschaften.

⇒ Klient beschreibt die Faktoren, die ein Verletzungsrisiko erhöhen.

⇒ Hilft bei Herausfinden und Anwenden von Sicherheitsmaßnahmen.

⇒ Klient und Angehörige demonstrieren ein sicherheitsbewusstes Verhalten.

# Verschluckrisiko

## Definition

Erhöhtes Risiko für das Gelangen von Sekreten, Nahrung oder Flüssigkeit in die Atemwege.

## Synonyme

⇒ Aspirationsrisiko
⇒ Risiko für Fremdkörpereinatmung

## Charakteristik

Vorhandensein von Risikofaktoren.

*Pathophysiologisch/Therapeutisch:*
⇒ Eingeschränktes Bewusstsein;
⇒ Verminderte Schluckreflexe;
⇒ Verzögerte Magenpassage; Magenreflux;
⇒ Erhöhter abdominaler Druck;
⇒ Starkes Erbrechen;
⇒ Tracheo-ösophagale Fistel;
⇒ Medikamentenbedingte Reflexveränderung;
⇒ Sondenernährung;
⇒ Flache Rückenlagerung;
⇒ Tracheostoma.

*Persönlich/ Umwelt:*
⇒ Unfähigkeit zur Lageveränderung;
⇒ Falsche Ess– bzw. Trinktechnik

⇒ Schlechte Zahnverhältnisse;
⇒ Säuglingsalter.

**Strategien**

⇒ Erfassung von ursächlichen und begleitenden Faktoren.
⇒ Verminderung des Risikos.
⇒ Schulung von geeigneten Techniken.

**Ziele**

⇒ Toleriert die Nahrungszufuhr ohne Verschlucken oder Würgereiz.
⇒ Kein Keimwachstum in Tracheal-Kulturen.
⇒ Atemsekrete sind klar und geruchlos.
⇒ Auskultation ergibt keine Begleitgeräusche.
⇒ Kennt Ursachen der Aspiration und präventive Maßnahmen.
⇒ Bezugspersonen beschreiben bzw. demonstrieren korrekte Techniken bei der Nahrungszufuhr.

# Überempfindlichkeitsrisiko

## Definition

Fehlreaktion des Immunsystems bei Kontakt mit einem Antigen, die zu einer massiven Antigen-Antikörper-Reaktion führen kann mit schweren Haut-Schleimhaut-Veränderungen und Herz-Kreislauf-Störungen bis hin zum anaphylaktischen Schock.

## Synonyme

⇒ Anaphylaxie-Risiko

⇒ Allergie-Risiko

## Charakteristik

Vorhandensein von Risikofaktoren

*Pathophysiologisch:*

⇒ Veränderungen des Abwehrsystems;

⇒ Kontakt mit Substanzen, die allergene Wirkung haben;

⇒ Immunologische Erkrankung.

*Persönlich/Umwelt:*

⇒ Arzneimitteleinnahme;

⇒ Risikoreiche Umgebung;

⇒ Bekannte Allergien.

**Strategien**

⇒ Erfassung des Risikopotentials und der üblichen Reaktionen.

⇒ Vermeiden von Kontakt mit bekannten Allergenen.

⇒ Prüfen sämtlicher Substanzen, die für die Anwendung am Patienten geplant sind, auf mögliche allergene Wirkung.

⇒ Bei unvermeidlichem Kontakt mit riskanten Substanzen Vorbereitung des Patienten und Herrichten von Mitteln für Gegenmaßnahmen.

**Ziele**

⇒ Erfährt keine Zeichen einer Überempfindlichkeitsreaktion: keine Hautreaktionen oder -veränderungen (wie Flush, Urtikaria oder Exantheme); keine Symptome wie Schwitzen, Frieren, Übelkeit, Diarrhöe; keine Herzkreislaufreaktionen; keine Atmungsprobleme (wie Stridor und Atemnot).

⇒ Meidet bekannte allergieauslösende Substanzen.

⇒ Informiert sich über Möglichkeiten zur Verbesserung des Immunsystems.

⇒ Verhält sich vorsichtig beim Kontakt mit neuen/ unbekannten Mitteln.

⇒ Wird durch die Angehörigen in seinen Bemühungen unterstützt.

## Entwicklung und Anpassung

Der Mensch unterliegt einem steten Wandel in seinen körperlichen, seelischen und geistigen Fähigkeiten und Bedürfnissen. Entwicklung und notwendige Anpassung an veränderte Zustände ist daher ein lebenslanger Prozeß.

Die Aktionsfelder *Entwicklung und Anpassung* beschreiben Pflegediagnosen, die sich auf Beeinträchtigungen der körperlichen Entwicklung, auf Störungen der Anpassung an Veränderungen, sowie auf Schwierigkeiten bei der Bewältigung von Situationen beziehen.

Störungen in der Entwicklung und Anpassung zu erfassen und ihre konkreten Ursachen zu evaluieren, stellen hohe Anforderungen an die Pflege. Erfasste Störungen sollten daher sorgfältig überprüft und mit den diagnostischen Befunden des behandelnden Arztes abgeglichen werden.

Die Überprüfung des Entwicklungsstands bei Kindern gehört zu den regulären Aufgaben der Pflege. Hospitalisierung und Trennung vom gewohnten Umfeld können Einschränkungen noch verstärken oder erst zutage fördern. Die Ursachen sind oft vielschichtig und können unter Umständen während der klinischen Betreuung nicht behoben werden. Die Pflege sollte es daher als ihre Aufgabe betrachten, in ihrem Bereich eine Atmosphäre zu schaffen, in der die vorhanden

Fähigkeiten des Patienten gefördert werden.

Schwierigkeiten bei der Anpassung an veränderte Situationen und bei der Bewältigung von empfundenen Verlusten erfordern ein hohes Maß an Kommunikationsfähigkeiten von der Pflege. Es ist daher nicht verwunderlich, dass in der Praxis diese Problemfelder oft vernachlässigt respektive ignoriert werden, wogegen die Pflege in der Regel keine Schwierigkeiten hat, körperliche Probleme einzuschätzen und zu behandeln.

Zu den Aktionsfeldern *Entwicklung und Anpassung* gehören die folgenden Pflegediagnosen:

⇒ Entwicklungsveränderung
⇒ Wachstumsstörung
⇒ Anpassungsschwierigkeit
⇒ Umzugsbelastung
⇒ Umgebungsanpassungsschwierigkeit
⇒ Bewältigungsschwierigkeit
⇒ Krankheitsbewältigungsschwierigkeit
⇒ Ereignisbewältigungsschwierigkeit
⇒ Abwehrverhalten
⇒ Verdrängungsreaktion
⇒ Bewältigungsbehinderung.

# Entwicklungsänderung

## Definition

Zustand, in dem die normale menschliche Entwicklung oder das Wachstum eingeschränkt ist.

## Synonyme

⇒ Wachstumsstörung

⇒ Entwicklungsstörung

## Charakteristik

*Sollte vorhanden sein:*

⇒ Unfähigkeit oder Schwierigkeiten, Fertigkeiten oder Verhaltensweisen entsprechend eines normalen Entwicklungsstands (Alter) zu zeigen;

⇒ Verändertes körperliches Wachstum;

⇒ Auffälligkeiten im Lernverhalten, des Fassungsvermögens oder des seelischen Zustands.

*Können vorhanden sein:*

⇒ Verlangsamung, verminderte oder verlangsamte Reaktionen;

⇒ Unfähigkeit dem Alter entsprechende Selbstfürsorge oder Aktivitäten durchzuführen;

⇒ Auffälligkeit an Körperfunktionen.

**Strategien**

⇒ Erfassung von ursächlichen und begleitenden Faktoren.

⇒ Information von Eltern und Bezugspersonen über die altersgemäße Entwicklung des Kindes und die ermittelten Abweichungen.

⇒ Förderung der Entwicklung/ Verhalten entsprechend der Altersgruppe.

**Ziele**

⇒ Demonstriert adäquates Verhalten für die Altersgruppe.

⇒ Beteiligt sich an Spielen, Maßnahmen zur Förderung seiner Entwicklung.

⇒ Eltern sind über den normalen Entwicklungsstand informiert.

⇒ Eltern beteiligen sich an der Therapie und zeigen Verständnis.

⇒ Eltern nutzen professionelle Hilfe.

⇒ Eltern schaffen eine positive Atmosphäre zur Förderung des Kindes.

⇒ Eltern fördern die Entwicklung durch geeignete, empfohlene Methoden.

# Anpassungsschwierigkeit

## Definition

Zustand, bei dem ein Mensch unfähig ist, seine Lebensweise so zu ändern, daß diese mit dem veränderten Gesundheitszustand übereinstimmt.

## Synonyme

⇒ Anpassungsstörung

⇒ Unzureichende Anpassung

## Charakteristik

*Sollte vorhanden sein:*

⇒ Äußerungen über „nicht wahrhaben wollen" des veränderten Gesundheitszustands und der Anforderungen an erforderliche Anpassungen im Lebensstil und Umwelt.

*Können vorhanden sein:*

⇒ Keine oder nur ungenügende Fähigkeiten zur Anpassung;

⇒ Mangelndes Streben nach Unabhängigkeit;

⇒ Lang andauernder Zustand des geschockt sein, der Ungläubigkeit oder der Verärgerung hinsichtlich der Veränderung des Gesundheitszustands;

⇒ Verzweiflung über die eigene Unfähigkeit;

⇒ Mangel an zukunftsorientiertem Denken.

## Strategien

⇒ Erfassen der Problematik in einzelnen Bereichen mit ihren Auswirkungen auf die gesamte Person und möglichen Ursachen einer fehlgeschlagenen Adaption.

⇒ Schaffen eines Bewusstseins für den veränderten Gesundheitszustand und die erforderlichen Anpassungen.

⇒ Entwicklung eines für den Klienten akzeptablen Konzepts zur möglichen Adaption an den veränderten Gesundheitszustand und zur Integration in den Alltag.

## Ziele

⇒ Erkennt die Notwendigkeit zu lernen, wie er mit der Einschränkung leben kann.

⇒ Versteht, daß Trauern eine normale Reaktion auf die Einschränkung ist.

⇒ Erkennt und nutzt Quellen für eine kontinuierliche psychosozialen Unterstützung.

⇒ Erkennt die Bereiche, in denen er die Kontrolle über seinen veränderten Gesundheitszustands ausübt.

⇒ Erörtert die Probleme mit seiner Familie.

⇒ Erstellt gemeinsam mit der Familie Lösungsmöglichkeiten.

⇒ Trifft Personen, die ähnliche Gesundheitsprobleme haben und berichtet über die Ergebnisse des Treffens.

⇒ Zeigt die Fähigkeit zu akzeptieren und sich an den neuen Gesundheitszustand und das integrierte Lernen anzupassen.

# Umzugsbelastung

## Definition

Körperliche und/oder seelische Störung als Reaktion auf einen geplanten oder vollzogenen Wechsel der Umgebung.

## Synonyme

⇒ Belastung durch Umgebungswechsel

⇒ Verlegungsstress

## Charakteristik

*Sollten vorhanden sein:*

⇒ Wechsel oder bevorstehender Wechsel der Umgebung;

⇒ Beobachtbare körperliche und/oder seelische Reaktionen auf die Veränderung wie z.B. Depression, Angst, Nahrungsverweigerung.

*Können vorhanden sein:*

⇒ Äußerungen der Besorgnis, Befürchtungen z.B. bezüglich der Versorgung;

⇒ Ungünstiger Wechsel im Pflegepersonal;

⇒ Veränderungen im Ernährungsverhalten;

⇒ Magendarm- Störungen, Gewichtsverlust;

⇒ Depressionen, Traurigkeit;

⇒ Ausdruck der Missbilligung des Wechsels;

⇒ Unsicherheit, Verlust des Vertrauens, Einsamkeit, Zurückziehen;

⇒ Ruhelosigkeit, Wachsamkeit, Schlafstörungen;
⇒ Zunehmende Verwirrtheit.

**Strategien**

⇒ Erfassung von Zeichen einer Beeinträchtigung durch die geplante Veränderung.
⇒ Verringerung oder Ausschaltung von ursächlichen oder begleitenden Faktoren.
⇒ Abbau der körperlichen Auswirkungen der Verlegung.
⇒ Förderung von Zuversicht und Vertrauen in die neue Umgebung und Versorgung.

**Ziele**

⇒ Bringt seine Ängste und Befürchtungen offen zum Ausdruck.
⇒ Stellt Fragen über die neue Einrichtung.
⇒ Äußert Verständnis bezüglich des Wechsels.
⇒ Klient und Familie bereiten sich auf den Wechsel vor.
⇒ Nützt verfügbare Ressourcen, um den Wechsel zu erleichtern.
⇒ Drückt Gefühle der Zufriedenheit mit dem Wechsel aus.

## Umgebungsanpassungsschwierigkeit

### Definition

Schwierigkeiten, seine Umgebung so zu gestalten, dass sie dem gesundheitlichen Bedarf entspricht.

### Synonyme

⇒ Beeinträchtigte Umgebungsanpassung

### Charakteristik

*Sollten vorhanden sein:*

⇒ Geäußerte oder beobachtbare Schwierigkeiten, in der häuslichen Umgebung zurechtzukommen;

⇒ Beobachtbare körperliche und/oder seelische Reaktionen auf die Probleme wie z.B. Verzweiflung, Gleichgültigkeit, Vernachlässigung der täglichen Aktivitäten.

*Können vorhanden sein:*

⇒ Äußerungen der Besorgnis, Befürchtungen z.B. bezüglich der Versorgung;

⇒ Ernährungsstörungen;

⇒ Hygienische Vernachlässigung;

⇒ Trauer, Wut;

⇒ Vereinsamung;

⇒ Schlafstörung;

⇒ Verwirrtheit;

⇒ Zeichen von beeinträchtigtem Selbstwertgefühl.

**Strategien**

⇒ Erfassen der Situation und der Auswirkungen auf den Klienten.

⇒ Gemeinsame Überlegung, welche Unterstützungsmöglichkeiten in Anspruch genommen werden können.

⇒ Förderung von Kontakten zu professioneller Hilfe wie soziale Dienste.

⇒ Hilfe und Beratung bei der Planung einer Umgebung, die die wirtschaftlichen und finanziellen Möglichkeiten des Klienten sowie seine sozialen Bedürfnisse berücksichtigt.

**Ziele**

⇒ Entwirft selbst einen realistischen Plan zur Gestaltung seiner Umgebung

⇒ Sucht Kontakt zu professioneller Unterstützung.

⇒ Äußert offen seine Vorstellungen.

⇒ Zeigt keine Zeichen von Resignation.

⇒ Erfährt Unterstützung von seinen Angehörigen.

⇒ Drückt Gefühle der Zuversicht über seine Anstrengungen und Erfolge aus.

# Bewältigungsschwierigkeit

## Definition

Störung der Fähigkeit, Probleme zu lösen, die aus den Rollenanforderungen sowie durch innere oder äußere Belastungen verursacht werden.

## Synonyme

⇒ Bewältigungsstörung
⇒ Unzureichende Bewältigung

## Charakteristik

*Sollten vorhanden sein:*
⇒ Klient verlangt nach Hilfe und äußert seine Unfähigkeit zur Bewältigung;
⇒ Beobachtete unangemessene Reaktionen und Einsatz von ungeeigneten Methoden zur Bewältigung;
⇒ Unfähigkeit seine Rollenfunktion auszuüben.

*Können vorhanden sein:*
⇒ Äußerungen über die Unfähigkeit, Probleme zu lösen und/oder um Hilfe zu bitten;
⇒ Physiologische Störungen: chronische Müdigkeit, Schlafstörungen, Störungen der Verdauung, der Ausscheidung, des Appetits;
⇒ Psychische Störungen: Angst, Furcht, Zorn, Reizbarkeit, Anspannung, exzessive Nahrungsaufnahme, übermäßiges Rauchen, Alkohol- und Drogenmißbrauch;
⇒ Teilnahme an potentiell gefährdenden Aktivitäten, hohe Unfallrate, Lebensstil mit hohem Gesundheitsrisiko, destruktives Verhalten gegen sich selbst oder andere.
⇒ Verleugnung von Problemen;
⇒ Defensivmechanismen: mangelnde Flexibilität, Ängstlichkeit, Zurückhaltung, Trägheit, Ablehnung von Hilfe;

⇒ Beeinträchtigung der sozialen Rollenfunktionen wie unproduktiver Lebensstil, kein Interesse an gewöhnlichen Lebensaktivitäten, unangebrachtes Verhalten in gesellschaftlichen Situationen, Mangel an den üblichen sozialen Unterstützungen;
⇒ Schwache Moral wie unglücklichsein, Mangel an Zukunftsorientierung, Hoffnungslosigkeit, nicht akzeptierte Lebensqualität, Pessimismus.

**Strategien**

⇒ Erfassung von ursächlichen und begleitenden Faktoren.
⇒ Ermittlung des individuellen Stands in der Bewältigung.
⇒ Erfassung und Minimierung von unangemessen Verhalten.
⇒ Unterstützung bei der Erschließung persönlicher und familiäre Ressourcen.
⇒ Vermittlung von geeignetem sozialen und psychologischen Unterstützungen.

**Ziele**

⇒ Beschreibt Gefühle, die durch die Erkrankung oder persönliche Krisen ausgelöst werden.
⇒ Beschreibt das persönliche Bewältigungsverhalten.
⇒ Arbeitet zusammen mit der Bezugsperson an der Planung der Pflege.
⇒ Nutzt alternative Wegen zur Kommunikation und Gesprächen.
⇒ Beschreibt wirksame/unwirksame Bewältigungsmuster.
⇒ Erhält Unterstützung und Assistenz durch Freunde und Familie.
⇒ Akzeptiert professionelle Unterstützung.
⇒ Setzt die empfohlenen Strategien um.

# Krankheitsbewältigungsschwierigkeit

## Definition

Schwierigkeiten bei der Verarbeitung des veränderten gesundheitlichen Zustandes.

## Synonyme

⇒ Zustandsbelastung

## Charakteristik

*Sollten vorhanden sein:*

⇒ Geäußerte oder beobachtete Schwierigkeiten, den gegenwärtigen Zustand zu akzeptieren.

⇒ Wiederkehrende Alpträume;

⇒ Zwanghaft wiederholtes Erzählen des Ereignisses.

*Können vorhanden sein:*

⇒ Äußerung von Schuldgefühlen, noch am Leben zu sein;

⇒ Schuldgefühle in Hinblick auf Verhaltensweisen während des Ereignisses;

⇒ Verleugnung von Auswirkungen des Traumas

⇒ Unterdrückung der Gefühle;

⇒ Einschränkung von Konzentrationsfähigkeit, Gedächtnis und Denken;

⇒ Verwirrung, Verdrängen, oder Amnesie;

⇒ Veränderung der Lebensweise: Selbstzerstörungsabsicht, Suchtmittelmissbrauch, Zurückgezogenheit oder auffallendes Sozialverhalten;

⇒ Schwierigkeiten in zwischenmenschlichen Beziehungen, Vermeiden von engen Beziehungen, soziale Isolation;

⇒ Depression, Angst, Verlegenheit, Furcht, Beschämung, Selbstvorwürfe, niedriges Selbstwertgefühl, Furcht vor Gewalt gegen sich selbst oder andere.

**Strategien**

⇒ Erfassung des Erlebnisses und seiner Begleitumstände.
⇒ Überprüfung/ Beobachtung der Reaktionen und Verhaltensweisen.
⇒ Unterstützung bei der Reduktion von negativen Gefühlen und der Verarbeitung des Traumas.
⇒ Anbieten von professioneller Unterstützung und Selbsthilfegruppen.

**Ziele**

⇒ Spricht über Gefühle, Ängste, Schuld und Zorn.
⇒ Kennt die Zusammenhänge zwischen Trauma und der Reaktion.
⇒ Nimmt an Aktivitäten teil und kann negative Gefühle reduzieren.
⇒ Äußert ein Gefühl der Sicherheit .
⇒ Ist frei von wiederkehrenden Alpträumen.
⇒ Zeigt keine Einschränkung des Selbstwertgefühls.
⇒ Zeigt ein angstfreies Verhalten im Umgang mit anderen Menschen.
⇒ Nimmt verfügbare Hilfen zur Unterstützung an.
⇒ Übt mit der Familie oder Bezugspersonen nützliche Verhaltensmuster.
⇒ Nimmt professionelle Unterstützung wahr.

# Ereignisbewältigungsschwierigkeit

## Definition

Zustand einer länger anhaltenden seelischen Antwort auf ein unerwartetes, bedrohliches Lebensereignis.

## Synonyme

⇒ Posttrauma Stress
⇒ Beeinträchtigte Ereignis-Bewältigung

## Charakteristik

*Sollten vorhanden sein:*
⇒ Wiederholtes Erleben des Ereignisses;
⇒ Rückblende, aufdrängende Gedankenflut;
⇒ Wiederkehrende Alpträume;
⇒ Zwanghaft wiederholtes Erzählen des Ereignisses.

*Können vorhanden sein:*
⇒ Äußerung von Schuldgefühlen, noch am Leben zu sein;
⇒ Schuldgefühle in Hinblick auf Verhaltensweisen während des Ereignisses;
⇒ Verleugnung von Auswirkungen des Traumas;
⇒ Unterdrückung der Gefühle;
⇒ Einschränkung von Konzentrationsfähigkeit, Gedächtnis und Denken;
⇒ Verwirrung, Verdrängen, oder Amnesie;
⇒ Veränderung der Lebensweise: Selbstzerstörungsabsicht, Suchtmittelmissbrauch, Zurückgezogenheit oder auffallendes Sozialverhalten;
⇒ Schwierigkeiten in zwischenmenschlichen Beziehungen, Vermeiden von engen Beziehungen, soziale Isolation;

⇒ Geringe Kontrolle von Impulsen/ Reizbarkeit und Jähzorn;
⇒ Depression, Angst, Verlegenheit, Furcht, Beschämung, Selbstvorwürfe, niedriges Selbstwertgefühl, Furcht vor Gewalt gegen sich selbst oder andere.

**Strategien**

⇒ Erfassung des Erlebnisses und seiner Begleitumstände.
⇒ Überprüfung/ Beobachtung der Reaktionen und Verhaltensweisen.
⇒ Unterstützung bei der Reduktion von negativen Gefühlen und der Verarbeitung des Traumas.
⇒ Anbieten von professioneller Unterstützung und Selbsthilfegruppen.

**Ziele**

⇒ Spricht über Gefühle, Ängste, Schuld und Zorn.
⇒ Kennt die Zusammenhänge zwischen Trauma und der Reaktion.
⇒ Nimmt an Aktivitäten teil und kann negative Gefühle reduzieren.
⇒ Äußert ein Gefühl der Sicherheit .
⇒ Ist frei von wiederkehrenden Alpträumen.
⇒ Zeigt keine Einschränkung des Selbstwertgefühls.
⇒ Zeigt ein angstfreies Verhalten im Umgang mit anderen Menschen.
⇒ Nimmt verfügbare Möglichkeiten zur Unterstützung an.
⇒ Übt mit der Familie oder Bezugspersonen nützliche Verhaltensmuster.
⇒ Nimmt professionelle Unterstützung wahr.

# Abwehrverhalten

## Definition

Zustand, bei dem ein Mensch eine falsche Selbsteinschätzung vorgibt als Schutz gegen eine empfundene Bedrohung seines Selbstbildes.

## Synonyme

⇒ Defensive Bewältigung

## Charakteristik

*Sollten vorhanden sein:*

⇒ Verleugnung von offensichtlichen Schwächen oder Problemen;

⇒ Projektion von Schuld und/oder Verantwortung, Rationalisierung von Fehlern.

*Können vorhanden sein:*

⇒ Überreaktion schon bei leichter Kritik;

⇒ Projektion von übersteigerten Fähigkeiten (Selbstüberschätzung);

⇒ Überheblichkeit im Verhalten gegenüber anderen.

⇒ Spott über andere;

⇒ Schwierigkeiten, Beziehungen zu schaffen oder aufrecht zu erhalten;

⇒ Schwierigkeiten bei der Realitätseinschätzung;

⇒ Geringe Beteiligung an Behandlung oder Therapie.

**Strategien**

⇒ Reduktion der auf den Klienten einwirkenden Stressoren.

⇒ Bewusstmachen und Erörterung des aktuellen Gesundheitstands.

⇒ Schaffung einer therapeutischen Beziehung, die den Klienten in der Bewältigung unterstützt und defensive Mechanismen vermindert.

⇒ Gemeinsame Entwicklung eines an die vorhanden Ressourcen angepassten Plans zur Rehabilitation.

**Ziele**

⇒ Gibt korrekt die Gründe für seine Behandlung an.

⇒ Benutzt mindestens zwei Zeiten um sich selbst zu beschreiben.

⇒ Initiiert und vollendet mindestens zwei Selbstfürsorgeaktivitäten pro Tag.

⇒ Trifft mindestens eine Entscheidung bzgl. Aktivitäten des täglichen Lebens, der Selbstfürsorge oder der Behandlung pro Tag.

⇒ Drückt eine verantwortliche Einstellung zu seinem eigenen Benehmen aus.

⇒ Berichtet über spezifische Beispiele von getroffenen Entscheidungen.

⇒ Knüpft soziale Kontakte mit anderen.

# Verdrängungsreaktion

## Definition

Bewusste oder unbewusste Verleugnung eines Ereignisses und seiner Auswirkungen, um die eigene Angst/Furcht zu mindern.

## Synonyme

⇒ Zustandsverleugnung
⇒ Verneinung der Situation

## Charakteristik

*Sollten vorhanden sein:*

⇒ Kann die Beeinflussung der Lebensweise durch die Erkrankung nicht zugeben;
⇒ Zögert oder weigert sich, angesichts seines Zustandes medizinische Hilfe aufzusuchen;
⇒ Nimmt die Bedeutung von Symptomen oder Gefahren für die eigene Person nicht wahr.

*Können vorhanden sein:*

⇒ Behandelt seine Symptome selbst (z.B. mit Hausmitteln);
⇒ Verharmlost Symptome, ihre Auswirkungen, Häufigkeit und Stärke;
⇒ Verdrängt die Angst vor Auswirkungen;
⇒ Lässt Furcht vor dem Tod oder Invalidität nicht zu;
⇒ Zeigt unangemessene Gefühlsäußerungen;

⇒ Macht abweisende Gesten oder Bemerkungen in Gesprächen über den Zustand.

**Strategien**

⇒ Schaffung einer therapeutischen Beziehung.

⇒ Erfassung und Aufzeigen von negativen Verhaltensweisen.

⇒ Hilfestellung zur Problemlösung.

**Ziele**

⇒ Beschreibt das Vorhandensein von Gesundheitsproblemen.

⇒ Beschreibt die Lebensweise und berichtet über jüngste Veränderungen.

⇒ Erkennt negative Verhaltensweisen und ist bereit, Hilfe anzunehmen.

⇒ Zeigt angepasste Verhaltensweisen zur aktuellen Phase des Trauerprozesses.

⇒ Erörtert die Gesundheitsprobleme mit dem Arzt, der Pflege, der Familie oder Bezugspersonen.

⇒ Zeigt ein zunehmendes Bewusstsein für die Realität.

⇒ Beteiligt sich an der Planung von Veränderungen im Lebensstil und der täglichen Routine.

## Bewältigungsbehinderung

### Definition

Verhalten von Familienmitgliedern und/oder Bezugspersonen, das die Fähigkeit des Patienten zur Anpassung an den veränderten Gesundheitszustand beeinträchtigt.

### Synonyme

⇒ Bewältigungsbehinderung durch Angehörige
⇒ Behindernde familiäre Bewältigung

### Charakteristik

*Sollten vorhanden sein:*

⇒ Der Klient drückt seine Besorgnis aus oder beklagt sich über die Reaktion von Familienmitgliedern auf seine Gesundheitssituation;
⇒ Familiäre Verhaltensweisen, die auf eine ungenügende Bewältigung schließen lassen.

*Können vorhanden sein:*

⇒ Familienmitglieder äußern Unsicherheit über die Fähigkeit, mit der Erkrankung des Angehörigen umzugehen;
⇒ Familienmitglieder äußern andauernde Gefühle von Ärger, Schuld oder Traurigkeit;
⇒ Das unterstützende familiäre Verhalten ergibt ein unbefriedigendes Ergebnis;
⇒ Begrenzte oder fehlende Kommunikation und Unterstützung;
⇒ Familienmitglieder zeigen übermäßig beschützendes oder vernachlässigendes Verhalten;

⇒ Wissensdefizit von Familienmitgliedern bezüglich unzureichenden Informationen oder Anweisungen.

**Strategien**

⇒ Ermitteln der Ursachen des Verhaltens der Angehörigen.
⇒ Fördern der Aussprache.
⇒ Vermittlung von Informationen.
⇒ Anbieten und Initiieren von professioneller Hilfe und sozialer Unterstützung.

**Ziele**

⇒ Familienmitglieder erkennen ihre Gefühle hinsichtlich der Erkrankung und dem Funktionieren der Familie und erörtern diese.
⇒ Familienmitglieder äußern ihre eigenen Bedürfnisse bezüglich der Erkrankung und der notwendigen Pflege.
⇒ Familienmitglieder bauen eine sinnvolle Routine für den Klienten und für sich selbst auf.
⇒ Familienmitglieder können den Gesundheitsstand des Klienten genau beschreiben.
⇒ Familienmitglieder suchen und nutzen verfügbare Ressourcen.
⇒ Familie und Klient erreichen eine verbesserte Kooperation und können ihre Bedürfnisse einander anpassen.

# Selbstwahrnehmung



Das Selbstbild eines Menschen formt sich im Laufe seiner Entwicklung und wird wesentlich durch seine Umgebung geprägt. Positive und negative Erfahrungen zur eigenen Person und Reaktionen von Anderen spielen neben Erziehung und Sozialisation die wesentlichen Rollen bei der Entwicklung der Selbsteinschätzung. Die Selbstwahrnehmung ist bei den meisten Menschen eng an ihre Aufgaben und Rollen in Beruf, Familie und Umfeld gebunden.

Kommt es durch Krankheit, Verletzung oder Funktionseinschränkungen zu einer Veränderung des Persönlichkeitsbildes und seiner Selbstwahrnehmung, so kann die Folge eine nachhaltige Störung des Selbstwertgefühls sein.

Einschränkungen des Selbstwerts wirken sich auf alle Aktionsfelder des Menschen aus. Es können sich psychische oder somatische Störungen entwickeln und die Genesung erheblich verlangsamen oder behindern.

Aufgabe der Pflege ist es, Äußerungen und Beobachtungen zu diesem Aspekt zu überprüfen und den Patienten in seinem Bewältigungsprozess sowie der Wiederherstellung von Selbstvertrauen und einem positiven Selbstwertgefühl zu unterstützen.

Die Einwirkung eines gestörten Selbstwerts auf den Krankheitsprozess wurde bereits in vielen Studien un-

Pflegepersonen können durch eine auf den Patienten abgestimmte Betreuung und die kontinuierliche Förderung des Selbstwertgefühls einen wesentlichen Beitrag leisten. Schwere Störungen, vor allem wenn sie vom Hang zur Selbstzerstörung begleitet sind, bedürfen einer psychotherapeutischen Therapie, die durch die entsprechende Pflege unterstützt und ergänzt werden kann.

Wir erläutern folgende Pflegediagnosen in dem Aktionsfeld *Selbstwahrnehmung* :

⇒ Furcht
⇒ Angst
⇒ Hoffnungslosigkeit
⇒ Machtlosigkeit
⇒ Körperbildstörung
⇒ Selbstwertstörung
⇒ Persönlichkeitsstörung

# Furcht

## Definition

Zustand, in dem ein Gefühl der Bedrohung oder Gefahr vor einer bestimmbaren Situation empfunden wird.

## Synonyme

⇒ Situative Angst

## Charakteristik

*Sollten vorhanden sein:*

⇒ Geäußerte Furcht vor einer bestimmen Situation z.B. einer bevorstehenden Operation;

⇒ Beobachtbare Furchtzeichen;

⇒ Unfähigkeit, die Furcht vor der Situation zu rationalisieren;

⇒ Blockierung der Entscheidungsfähigkeit.

*Können vorhanden sein:*

⇒ Geäußerte Furcht vor unbekannten Folgen und Konsequenzen für den Gesundheitszustand und/ oder die Lebensumstände;

⇒ Anspannung, Zittern, Nervosität, Ruhelosigkeit, erhöhte Vorsicht, fahrige Bewegungen, zitternde Stimme, Unfähigkeit zur Konzentration, Verleugnung, Panikzeichen;

⇒ Akute somatische Reaktionen: Herz -Kreislauf - Erregung, periphere Gefäßverengung, Schwitzen, Hyperventilation, erhöhte Muskelspannung;

**Strategien**

⇒ Unterstützung in der Erfassung der Furcht und ihren Gründen.

⇒ Schaffung einer sicheren, vertrauensvollen Umgebung.

⇒ Erfassung von bedrohenden Elementen in der aktuellen Situation und Ausräumen von Faktoren der Unsicherheit und Bedrohung.

⇒ Unterstützung und Begleitung in belastenden Situationen.

**Ziele**

⇒ Berichtet über Abnahme der Furcht.

⇒ Beschreibt die auslösende Situation.

⇒ Zeigt Abnahme der Symptome.

⇒ Äußert Zutrauen, die bevorstehende Situation zu bewältigen.

⇒ Zeigt sich informiert über die möglichen Auslöser/ Ursachen der Furcht.

⇒ Wendet progressive Entspannungstechniken an.

⇒ Zeigt die Fähigkeit, die aktuelle Situation zu bewältigen - ohne eine Steigerung der Symptome zu erfahren.

# Angst

## Definition

Unbestimmtes Gefühl der Gefährdung, dessen Ursache oft unklar oder unbekannt ist und das nicht rationell begründet werden kann.

## Synonyme

⇒ Phobie

## Charakteristik

*Sollten vorhanden sein*

⇒ Klient berichtet über Angst, Hilflosigkeit oder Ungewißheit;

⇒ Angstsymptome und somatische Veränderungen;

⇒ Unklare Befürchtungen vor unbekannten Folgen und Konsequenzen für den Gesundheitszustand und/oder die Lebensumstände.

*Können vorhanden sein*

⇒ Anspannung, Zittern, Nervosität, Ruhelosigkeit, erhöhte Vorsicht, fahrige Bewegungen, Unkonzentriertheit, zitternde Stimme, Verleugnung;

⇒ Akute Symptome: Herz– Kreislauf- Erregung, periphere Gefäßverengung, vermehrtes Schwitzen, Hyperventilation, erhöhte Muskelspannung;

⇒ Langfristige Symptome: Schlaflosigkeit, Herzkreislaufstörungen, häufiger Harndrang, beeinträchtigte Mobilität, Störungen der Nahrungsaufnahme, Durchfall;

⇒ Fluchtgedanken, sozialer Rückzug, Persönlichkeitsveränderung, niedriges Selbstwertgefühl;

⇒ Anzeichen von zwanghaftem Verhalten.

**Strategien**

⇒ Unterstützung in der Erfassung der Angst und ihren Auswirkungen.
⇒ Schaffung einer sicheren, vertrauensvollen Umgebung.
⇒ Unterweisung in geeigneten Bewältigungsstrategien und Reduktion von negativem Verhalten.

**Ziele**

⇒ Berichtet über seine Angstgefühle.
⇒ Beschreibt die auslösenden Situationen.
⇒ Beteiligt sich an Gesprächen und Aktivitäten mit der Familie, den Pflegepersonen und anderen unterstützenden Personen.
⇒ Zeigt abnehmende körperliche Angstsymptome, hat eine bessere Konzentrationsfähigkeit, und ist nicht mehr besetzt von der Angst.
⇒ Zeigt weniger Rituale und berichtet, dass die zwanghaften Gedanken nachlassen.
⇒ Ändert die angstbedingten Verhaltensweisen und bewältigt seine Selbstfürsorge
⇒ Beherrscht verschiedene Wege, um ängstliches Verhalten zu reduzieren oder auszuschalten.
⇒ Wendet progressive Entspannungstechniken an.
⇒ Zeigt die Fähigkeit, aktuelle Situationen zu bewältigen ohne Angst zu empfinden.
⇒ Zeigt ein gesteigertes Selbstwertgefühl und zunehmende Unabhängigkeit.
⇒ Nimmt an Aktivitäten teil und trifft eigene Entscheidungen.

## Hoffnungslosigkeit

### Definition

Ein Zustand, bei dem ein Mensch begrenzte oder keine Perspektiven sieht und/oder keine Möglichkeiten hat, um Energien zu mobilisieren.

### Synonyme

⇒ Selbstaufgabe

### Charakteristik

*Sollten vorhanden sein:*

⇒ Tiefe, erdrückende Apathie als Reaktion auf eine Situation, in der keine Alternativen erkennbar oder vorhanden sind;

⇒ Passivität, negative Äußerungen, negative Gefühle, Reaktionen wie "Ich kann nicht", "Es hat doch keinen Sinn" etc.;

⇒ Mangel an Initiative, geringe oder keine Beteiligung an der Pflege, Erdulden von Behandlungen;

⇒ Appetitlosigkeit, Mangel an Energie/ Kraft, gesteigerter Schlaf, verlangsamte Reaktion auf Umgebungsreize.

*Können vorhanden sein:*

⇒ Gewichtsverlust;

⇒ Abwenden vom Gesprächspartner, minimaler Augenkontakt, Zusammenzucken auf Ansprache, Aufseufzen;

⇒ Mental: Konzentrationsmangel, Verwirrung;

⇒ Emotional: Rückzug, Regression, Depression, Resignation, Abbruch von Beziehungen, Isolation.

**Strategien**

⇒ Unterstützung beim Erfassen und Ausdrücken der Gefühle.

⇒ Aktivierung von vorhandenen internen Ressourcen.

⇒ Mobilisierung von externen Ressourcen.

**Ziele**

⇒ Spricht über seine negativen Gefühle anstatt sich von ihnen beherrschen zu lassen.

⇒ Reagiert auf Fragen und beteiligt sich an der Konversation.

⇒ Erkennt und akzeptiert die Veränderungen und Begrenzungen.

⇒ Beteiligt sich an der Selbstfürsorge.

⇒ Nimmt an Aktivitäten teil und hat ein angepaßtes Verhältnis von Aktivität und Ruhe.

⇒ Diskutiert die Auswirkungen seiner Erkrankung sieht seine Zukunft realistisch.

⇒ Glaubt an sich selbst und zeigt einen zunehmenden Willen zu leben.

⇒ Berichtet, daß die Gefühle der Hoffnungslosigkeit nachlassen.

⇒ Interagiert mit anderen und reorganisiert seine Beteiligung an Lebensereignissen und erkennt Hoffnung gebende Faktoren.

⇒ Zeigt Verständnis, daß die Beteiligung an der Selbstfürsorge notwendig ist um optimale Körperfunktionen aufrecht zu erhalten.

⇒ Nutzt vorhandene Ressourcen oder sucht professionelle Unterstützung.

# Machtlosigkeit

## Definition

Ein empfundener Verlust der Kontrolle über eine Situation und die Wahrnehmung, daß eigene Handlungen zu keinem nennenswerten Ergebnis führen.

## Synonyme

⇒ Ohnmachtsgefühl

## Charakteristik

*Sollten vorhanden sein:*

⇒ Offene oder verdeckte Unzufriedenheit mit der Situation oder der erwartenden Entwicklung und der Unfähigkeit sie zu kontrollieren.

*Die weitere Charakteristik richtet sich nach der Ausprägung und kann in drei Stufen eingeteilt werden.*

*Leicht:*

⇒ Passivität: Patient äußert Gefühle der Unsicherheit bezüglich seiner Kräfte und Energie.

*Mittel:*

⇒ Beteiligt sich nicht an der Pflege oder an Entscheidungen bei gegebenen Gelegenheiten;

⇒ Bringt Unzufriedenheit und Frustration über die Unfähigkeit frühere Fähigkeiten und/oder Aktivitäten auszuüben zum Ausdruck;

⇒ Äußert Zweifel an der Rollenausübung;

⇒ Registriert keine Behandlungsfortschritte und stellt keine Fragen bezüglich der Versorgung;

⇒ Zeigt Abhängigkeiten, die zu Reizbarkeit, Ärger, Wut und Schuldgefühlen führen;

⇒ Kann oder will seine Gefühle, aus Furcht sich den Betreuenden zu entfremden, nicht ausdrücken;

⇒ Unfähigkeit, sich Informationen bezüglich der Pflege zu besorgen.

*Schwer:*

⇒ Äußert, weder Kontrolle noch Einfluß auf die Situation oder das Ergebnis zu haben;

⇒ Zweifel an der Fähigkeit zur Rollenausübung;

⇒ Niedergeschlagenheit über Therapierückschritte;

⇒ Apathie, Angst, Traurigkeit, Rückzug, Weinen;

⇒ Phasen von Reizbarkeit, Verstimmung, Ärger und Schuldgefühlen.

**Strategien**

⇒ Erfassung von ursächlichen/begleitenden Faktoren.

⇒ Reduktion oder Eliminierung von ursächlichen oder begleitenden Faktoren.

⇒ Förderung von Selbstvertrauen und Selbstkontrolle.

**Ziele**

⇒ Verbalisiert positive und negative Gefühle zur gegenwärtigen Situation.

⇒ Drückt seine Gefühle der Machtlosigkeit aus.

⇒ Zeigt zunehmende Kontrolle, indem er an der Pflege teilnimmt und sich an Entscheidungen hinsichtlich seiner Gesundheit beteiligt.

⇒ Entwickelt Fertigkeiten zur Selbstpflege.

⇒ Nutzt Bereiche in der Pflege und Behandlung, in denen er die Kontrolle ausüben und aufrechterhalten kann.

⇒ Beteiligt sich aktiv an der Planung und Durchführung seiner Selbstfürsorge.

⇒ Beschreibt ein Gefühl der zurückgewonnen Selbstkontrolle.

# Körperbildstörung

## Definition

Zustand, in dem eine Person eine negative oder gestörte Wahrnehmung seines Körpers hat.

## Synonyme

⇒ Beeinträchtigtes Selbstbild

## Charakteristik

*Sollte vorhanden sein:*

⇒ Klient äußert seine Verzweiflung über die negativ wahrgenommene Veränderung des Körperbilds oder den Verlust einer Körperfunktion;

⇒ Verbale oder nonverbale Reaktionen auf die aktuellen oder wahrgenommen Veränderungen.

*Können vorhanden sein:*

⇒ Geringe Akzeptanz der Veränderungen oder des Verlusts der Körperfunktion;

⇒ Versagen in der Umstellung auf durch die Entwicklung bedingte Veränderungen;

⇒ Weigerung, die Veränderungen objektiv wahrzunehmen;

⇒ Furcht vor der Ablehnung durch andere;

⇒ Verminderte Selbstpflege, negative, ablehnende Äußerungen über den Körper;

⇒ Personalisierung oder Depersonalisierung von verlorenen Körperteilen, -funktionen;

⇒ Versteckt halten oder Unfähigkeit den veränderten Körperteil anzuschauen;

⇒ Trauerreaktionen, Schuld- und Schamgefühle;

⇒ Vermeidung oder Zurückweisung von sozialen Kontakten, gestörte Wahrnehmung;
⇒ Erweiterung der Körpergrenzen auf nicht körperliche Gegenstände der Umgebung;
⇒ Überbetonen der noch verbliebenen körperlichen Kräfte und Leistungen.

**Strategien**

⇒ Aufbau einer therapeutischen Beziehung.
⇒ Förderung der sozialen Interaktion und Kommunikation.
⇒ Hilfestellung in spezifischen Situationen und Schulung in adäquaten Bewältigungstechniken und Techniken die körperlichen Einschränkungen zu überwinden.

**Ziele**

⇒ Nimmt die Veränderungen war und teilt seine Ängste und Sorgen mit.
⇒ Teilt seine Gefühle bezüglich des wahrgenommen Verlusts mit.
⇒ Beteiligt sich an seiner Selbstfürsorge.
⇒ Entwickelt Bewältigungsstrategien.
⇒ Akzeptiert die Veränderung, und kann sie wahrnehmen ohne negative Gefühle zu empfinden.
⇒ Nutzt professionelle Hilfe und kommuniziert mit anderen über seine Veränderungen.
⇒ Berichtet über ein gesteigertes oder wiedererlangtes Selbstwertgefühl.
⇒ Betrachtet die Bewältigung der Zukunft optimistisch.

# Selbstwertstörung

## Definition

Zustand einer negativen Einschätzung/ Bewertung bezüglich der eigenen Person oder persönlicher Fähigkeiten.

## Synonyme

⇒ Geringe Selbsteinschätzung

⇒ Geringe Selbstachtung

## Charakteristik

*Sollten vorhanden sein:*

⇒ Negative Äußerungen zur eigenen Person;

⇒ Schuldhafte, negative Selbstwertung und Verneinung von Fähigkeiten.

*Können vorhanden sein:*

⇒ Meidet Blickkontakt, wirkt gebeugt und deprimiert;

⇒ Verleugnung von offensichtlichen Problemen;

⇒ Projektion von Schuld und Verantwortung auf Andere;

⇒ Angst vor Veränderungen und Entscheidungen;

⇒ Überreaktion selbst auf leichte Kritik;

⇒ Rationalisierung von persönlichen Misserfolgen;

⇒ Unfähigkeit die Verantwortung für die Selbstfürsorge zu übernehmen;

⇒ Gefühle der Hoffnungslosigkeit, Hilflosigkeit, Machtlosigkeit und Enttäuschung;

⇒ Emotionales Zurückziehen, Isolation, Abbrechen von Beziehungen, kein Interesse an gesellschaftlichen Ereignissen;
⇒ Selbst abwertende Äußerungen;
⇒ Zurückweisung von positivem Feedback.

**Strategien**

⇒ Überprüfung des Ausmaßes der Störung.
⇒ Förderung von Gefühlen für sich selbst.
⇒ Förderung von realistischen Einschätzungen.

**Ziele**

⇒ Beschreibt die negativen Gefühle zu seiner Person.
⇒ Erkennt Ursachen und beeinflussenden Faktoren.
⇒ Trifft Entscheidungen für seine Pflege und beteiligt sich.
⇒ Zeigt normale Reaktionen auf Kritik.
⇒ Übernimmt Verantwortung für sein Verhalten.
⇒ Kommuniziert mit anderen und spricht seine Probleme offen an.
⇒ Erkennt seine Fähigkeiten.
⇒ Bewertet positive wie negative Leistungen korrekt.
⇒ Bewältigt belastenden Situationen ohne negative Selbstgefühle.
⇒ Berichtet über ein gesteigertes Selbstwertgefühl und Wohlbefinden.

# Persönlichkeitsstörung

## Definition

Zustand, in dem eine Person unfähig ist, die eigene Persönlichkeit korrekt einzuschätzen und von ihrer Umwelt abzugrenzen.

## Synonyme

⇒ Identitätsstörung

## Charakteristik

*Sollten vorhanden sein:*

⇒ Drückt das Gefühl aus, "nicht-zu-wissen-wer-er-ist";

⇒ Unfähigkeit zwischen sich selbst und anderen oder Gegenständen zu unterscheiden;

⇒ Ambivalenz, nicht übereinstimmendes verbales und non-verbales Verhalten.

*Können vorhanden sein:*

⇒ Unangemessenes Verhalten, soziales Zurückziehen;

⇒ Veränderungen im Erscheinungsbild und der täglichen Routine;

⇒ Erkennt keine Grenzen mehr, ist furchtsam, verteidigt sich, neigt zu Nazismus;

⇒ Depersonalisierung, Verwirrung, Mangel an Orientierung, Halluzinationen, Gedächtnisverlust, Wahnvorstellungen;

**Strategien**

⇒ Erfassung von ursächlichen oder begleitenden Faktoren.

⇒ Ermitteln der Gefühle und Gedanken bezüglich der erlebten Veränderung.

⇒ Erfassung und Förderung von vorhandenen Ressourcen.

⇒ Förderung von realistische Wahrnehmungen und Einschätzungen.

⇒ Förderung einer realen Persönlichkeitsstruktur.

**Ziele**

⇒ Nimmt eine Beziehung zur Pflegeperson auf.

⇒ Berichtet über seine Gefühle und stellt seine Persönlichkeiten dar.

⇒ Beschreibt seine Empfindung in den für ihn gestörten Bereichen.

⇒ Erkennt die Ursachen der Persönlichkeitsstörung.

⇒ Äußert Gefühle der Sicherheit, des Vertrauens und des Wohlbefindens.

⇒ Kann seine eigene Identität abgrenzen und beschreiben.

⇒ Kann die Bedrohung seiner Identität beschreiben.

⇒ Benutzt geeignete Konzepte, um die Bedrohung für seine Identität zu eliminieren.

# Selbstständigkeit

Die Selbstfürsorge umfasst die elementaren Grundbedürfnisse des Menschen. Ihre Wahrnehmung ist Bestandteil der Selbstwahrnehmung und gehört zu Unabhängigkeit und Selbständigkeit.

In der Entwicklung vom Säugling zum Kind und Erwachsenen erlebt der Mensch ein Zunehmen seiner Unabhängigkeit; er bestimmt letztendlich als Erwachsener, wie und in welchem Umfang er seine Grundbedürfnisse befriedigt.

Kommt es zu einer Beeinträchtigung der selbständigen und unabhängigen Versorgung, so hat dies in erster Linie Auswirkungen auf das Selbstwertgefühl des Patienten.

Die Übernahme von Tätigkeiten wie z.B. Waschen oder Kleiden durch andere Personen greift in die Intimsphäre des Menschen ein und kann zu schweren seelischen Beeinträchtigungen führen. Der manuelle oder technische Aspekt oder die Einschränkung der Aktivität treten dabei eher in den Hintergrund.

Die eigenständige Durchführung der Selbstfürsorge in allen Bereichen ist Teil der individuellen Unabhängigkeit. Aufgabe der Pflege ist es, Akzeptanz für die pflegerischen Maßnahmen oder die Hilfestellung von Angehörigen zu schaffen und das Selbstwertgefühl trotz Einschränkung zu stabilisieren und zu fördern.

Zielrichtung muß immer die Erhaltung und Förderung der Selbständigkeit sein. Ist absehbar, daß der Klient seine Unabhängigkeit wegen einer dauerhaften Behinderung nicht zurückgewinnt, so müssen Lösungen gesucht werden, die für den Klienten und seine Angehörigen akzeptabel sind und die größtmögliche Unabhängigkeit sichern. Dies kann zusammen mit professionellen Diensten im kommunalen Bereich erreicht werden.

Beeinträchtigung in der Selbstfürsorge zeigen sich in folgenden Pflegediagnosen:

- ⇒ Selbfürsorgebeeinträchtigung
- ⇒ Körperpflegebeeinträchtigung
- ⇒ Ernährungsbeeinträchtigung
- ⇒ Kleidungsbeeinträchtigung
- ⇒ Ausscheidungsbeeinträchtigung
- ⇒ Geräteumgangsbeeinträchtigung
- ⇒ Therapieumgangsbeeinträchtigung
- ⇒ Haushaltsführungsbeeinträchtigung

# Selbstfürsorgebeeinträchtigung



## Definition

Ein Zustand, in dem eine Person durch Einschränkung in der motorischen oder kognitiven Funktion eine Begrenzung der eigenen Fähigkeiten zur Befriedigung der körperlichen Grundbedürfnisse erlebt.

## Synonyme

⇒ Selbstpflegedefizit

⇒ Selbstfürsorgedefizit Syndrom

⇒ Beeinträchtigte Selbständigkeit

## Charakteristik

*Sollten vorhanden sein:*

⇒ Zeichen von muskulären oder skeletalen Einschränkungen;

⇒ Zeichen von Störungen der Wahrnehmung oder der Denkleistung;

⇒ Gestörte Gedächtnisfunktionen;

⇒ Unfähigkeit, die persönlichen Grundbedürfnisse durchzuführen.

**Strategien**

⇒ Erfassung von ursächlichen und begleitenden Faktoren.

⇒ Förderung einer optimalen Partizipation.

⇒ Förderung von Akzeptanz und Erhaltung des Selbstwertgefühls.

⇒ Förderung der Übernahme der Selbstfürsorge entsprechend der Stabilisierung und Reduktion der verursachenden Faktoren.

**Ziele**

⇒ Akzeptiert Assistenz, Hilfestellung oder Übernahme in den eingeschränkten Bereichen.

⇒ Erfährt keine Komplikationen.

⇒ Drückt seine Gefühle über die Einschränkung aus.

⇒ Behält ein positives Selbstwertgefühl.

⇒ Patient bzw. Angehörige demonstrieren korrekte Anwendung von Hilfsmitteln.

⇒ Gewinnt Teile seiner Selbstfürsorge zurück.

⇒ Kann seine Selbstfürsorge wieder selbst übernehmen.

⇒ Angehörige nehmen Kontakt zu ambulanten Pflegeeinrichtungen auf.

# Körperpflegebeeinträchtigung

## Definition

Unfähigkeit, Aktivitäten zur selbständigen Körperreinigung und -Hygiene durchzuführen.

## Synonyme

⇒ Hilfebedarf bei der Körperpflege
⇒ Selbstfürsorgedefizit Körperpflege

## Charakteristik

*Sollten vorhanden sein:*

⇒ Unfähigkeit, die persönliche Hygiene durchzuführen;
⇒ Unfähigkeit, ans Waschbecken oder zur Dusche zu gehen;
⇒ Unfähigkeit, die Temperatur oder den Wasserfluß zu regulieren;
⇒ Unfähigkeit, den Körper oder Teile davon zu waschen.

*Können vorhanden sein:*

⇒ Zeichen von muskulären oder skeletalen Einschränkungen;
⇒ Zeichen von Störungen der Wahrnehmung oder der Denkleistung;
⇒ Bewusstseinsbeeinträchtigung;
⇒ Gestörte Gedächtnisfunktionen.

## Strategien

⇒ Erfassung von ursächlichen und begleitenden Faktoren.

⇒ Erhaltung und Förderung von persönlichen Vorstellungen zur Körperpflege.

⇒ Förderung von Akzeptanz und Erhaltung des Selbstwertgefühls.

⇒ Förderung der Übernahme der Körperpflege entsprechend der Stabilisierung und Reduktion der ursächlichen Faktoren.

## Ziele

⇒ Fühlt sich ausreichend gepflegt und hygienisch sauber.

⇒ Erfährt keine Komplikationen.

⇒ Drückt seine Gefühle über die Einschränkung aus.

⇒ Akzeptiert die Hilfestellung oder Übernahme.

⇒ Patient bzw. Angehörige demonstrieren korrekte Anwendung von Hilfsmitteln.

⇒ Patient bzw. Angehörige führen die Körperpflege täglich durch.

⇒ Angehörigen nehmen Kontakt zu ambulanten Pflegeeinrichtungen auf.

# Ernährungsbeeinträchtigung

## Definition

Unfähigkeit, selbständig zu essen und/oder zu trinken.

## Synonyme

⇒ Hilfebedarf bei der Nahrungsaufnahme

⇒ Selbstfürsorgedefizit Ernährung

## Charakteristik

*Sollten vorhanden sein:*

⇒ Unfähigkeit, die Nahrung vom Teller zum Mund zu führen;

⇒ Unfähigkeit die Nahrung herzurichten und zu zerkleinern.

*Können vorhanden sein:*

⇒ Zeichen von muskulären oder skeletalen Einschränkungen;

⇒ Zeichen von Störungen der Wahrnehmung oder der Denkleistung;

⇒ Schluckstörungen;

⇒ Bewußtseinseinschränkung;

⇒ Gestörte Gedächtnisfunktionen.

### Strategien

⇒ Erfassung von ursächlichen oder begleitenden Faktoren.

⇒ Optimierung der äußeren Bedingungen und Erleichterung der Nahrungsaufnahme.

⇒ Schulung von Patient und Angehörigen im Gebrauch von Hilfsmittel oder nützlichen Techniken zur Nahrungsaufnahme.

### Ziele

⇒ Die Ernährungsbedürfnisse des Patienten sind erfüllt.

⇒ Patient bringt seine Gefühle über die Einschränkung zum Ausdruck.

⇒ Patient hält sein Gewicht bei ... kg.

⇒ Keine Aspiration.

⇒ Patient verbraucht ...% der Diät.

⇒ Patient bzw. Angehörige demonstrieren korrekten Umgang mit Hilfsmitteln.

⇒ Die Angehörigen nehmen Kontakt zu ambulanten Pflegeeinrichtungen auf.

## Kleidungsbeeinträchtigung

### Definition

Unfähigkeit, sich selbständig an- und auszukleiden.

### Synonyme

⇒ Hilfebedarf beim Kleiden.

⇒ Selbstfürsorgedefizit Kleiden.

### Charakteristik

*Sollten vorhanden sein:*

⇒ Eingeschränkte Fähigkeit, Kleidungsstücke anzuziehen und zu schließen;

⇒ Eingeschränkte Fähigkeit, Kleidungsstücke auszuziehen und wegzulegen;

⇒ Unfähigkeit, das Erscheinungsbild auf einem zufriedenstellenden Niveau zu halten.

*Können vorhanden sein:*

⇒ Zeichen von muskulären oder skeletalen Einschränkungen;

⇒ Zeichen von Störungen der Wahrnehmung, Denkleistung oder der Gedächtnisfunktionen.

## Strategien

⇒ Erfassung von ursächlichen und begleitenden Faktoren.
⇒ Ermöglichung und Adaption der Selbstfürsorge durch geeignete Hilfsmittel.
⇒ Information und Schulung über alternative Techniken.

## Ziele

⇒ Berichtet über seine Gefühle bezüglich der Einschränkung.
⇒ Demonstriert den korrekten Gebrauch von Hilfsmitteln.
⇒ Führt das tägliche An- und Auskleiden durch.
⇒ Komplikationen sind vermieden.
⇒ Angehörige/Bezugsperson unterstützen den Patienten.
⇒ Patient und Angehörige nehmen Kontakt zu Unterstützungsgruppen auf.
⇒ Die Selbstpflegebedürfnisse des Patienten sind befriedigt.

# Ausscheidungsbeeinträchtigung

## Definition

Unfähigkeit zur selbständigen Durchführung der Toilettenroutine.

## Synonyme

⇒ Hilfebedarf bei der Ausscheidung

⇒ Selbstfürsorgedefizit Ausscheidung

## Charakteristik

*Sollten vorhanden sein:*

⇒ Unfähigkeit, zur Toilette zu gehen, die Toilette zu spülen oder die Körperreinigung durchzuführen;

⇒ Unfähigkeit, zu sitzen auf oder aufzustehen vom Toilettensitz;

⇒ Unfähigkeit oder mangelnde Bereitschaft, die erforderlichen Hygienemaßnahmen durchzuführen.

*Können vorhanden sein:*

⇒ Zeichen von muskulären oder skeletalen Einschränkungen;

⇒ Zeichen von Störungen der Wahrnehmung oder der Denkleistung;

⇒ Gestörte Gedächtnisfunktionen.

**Strategien**

⇒ Erfassung von ursächlichen und begleitenden Faktoren.

⇒ Erhaltung von Wohlbefinden und Kontinenz.

⇒ Förderung der Fähigkeit sich selbst zu versorgen.

⇒ Beratung und Schulung zu Hilfsmitteln und alternativen Möglichkeiten.

**Ziele**

⇒ Teilt Gefühle über die Einschränkung mit.

⇒ Der Patient bleibt kontinent.

⇒ Komplikationen sind vermieden.

⇒ Selbstfürsorgebedürfnisse sind erfüllt.

⇒ Patient oder Angehörige demonstrieren korrekte Anwendung von Hilfsmitteln.

⇒ Patient oder Angehörige führen ein tägliches Toilettenprogramm durch.

⇒ Patient oder Angehörige nennen Wege, um mit dem Problem umzugehen.

⇒ Patient und Angehörige nehmen Kontakt zu Unterstützungsgruppen auf.

# Geräteumgangsbeeinträchtigung

## Definition

Unfähigkeit, instrumentelle Tätigkeiten zur Erhaltung der Selbstfürsorge und der täglichen Aktivitäten durchzuführen.

## Synonyme

⇒ Hilfebedarf beim Instrumentengebrauch

⇒ Selbstfürsorgedefizit instrumentell

## Charakteristik

*Sollten vorhanden sein:*

⇒ Geäußerte oder beobachtete Probleme beim Gebrauch von technischen Hilfsmitteln wie Telefon, Haushaltsgeräte.

*Können vorhanden sein:*

⇒ Muskuläre oder sensorische Einschränkungen;

⇒ Störungen der Wahrnehmung oder der Denkleistung;

⇒ Bewusstseinseinschränkung;

⇒ Gestörte Gedächtnisfunktionen.

**Strategien**

⇒ Erfassung von ursächlichen und begleitenden Faktoren.

⇒ Information über alternative/ adaptive Möglichkeiten.

⇒ Training im Gebrauch von erforderlichen Geräten.

⇒ Planung und Schulung einer sicheren Medikamenteneinnahme.

**Ziele**

⇒ Berichte über seine Probleme mit Geräten, Medikamenten etc.

⇒ Nutzt alternative Techniken und Geräte.

⇒ Demonstriert eine sichere Medikamenteneinnahme.

⇒ Beteiligt sich an der Gestaltung der Umgebung und Einrichtung.

# Therapieumgangsbeeinträchtigung

## Definition

Unfähigkeit, selbständig die therapeutischen Anordnungen zu befolgen.

## Synonyme

⇒ Hilfebedarf beim Therapieumgang

⇒ Selbstfürsorgedefizit Therapiemanagement

## Charakteristik

*Sollten vorhanden sein:*

⇒ Probleme beim korrekten Umgang mit therapeutischen Hilfsmitteln wie zum Beispiel Messgeräte, Spritzen, Medikamentenvorräte;

⇒ Schwierigkeiten bei der selbständigen Medikamentenapplikation.

*Können vorhanden sein:*

⇒ Muskuläre oder sensorische Einschränkungen;

⇒ Störungen der Wahrnehmung oder der Denkleistung;

⇒ Bewusstseinseinschränkung;

⇒ Gestörte Gedächtnisfunktionen.

## Strategien

⇒ Erfassung von ursächlichen und begleitenden Faktoren.
⇒ Information über ergänzende oder alternative Möglichkeiten.
⇒ Training im Gebrauch von erforderlichen Geräten.
⇒ Planung und Schulung einer sicheren Medikamenteneinnahme.

## Ziele

⇒ Berichte über seine Probleme mit Geräten, Medikamenten etc.
⇒ Nutzt alternative Techniken und Geräte.
⇒ Demonstriert eine sichere Medikamenteneinnahme.
⇒ Beteiligt sich an der Gestaltung der Umgebung und Einrichtung.

# Haushaltsführungsbeeinträchtigung

## Definition

Unfähigkeit, die häusliche Selbstversorgung ausreichend zu gestalten.

## Synonyme

⇒ Unselbständigkeit bei der Haushaltsführung

⇒ Selbstfürsorgedefizit Haushaltsführung

## Charakteristik

*Sollten vorhanden sein:*

⇒ Probleme bei der häuslichen Hygiene;

⇒ Probleme bei der Aufrechterhaltung einer sicheren Umgebung;

⇒ Unfähigkeit, häusliche Aufgaben zu bewältigen;

⇒ Der Patient äußert Besorgnis bezüglich seiner häuslichen Versorgung und der Haushaltsführung;

⇒ Der Patient hat keine Bezugspersonen oder Angehörige, die ihn bei der Haushaltsführung unterstützen können.

*Können vorhanden sein:*

⇒ Schlechter Organisationsgrad des Haushalts;

⇒ Verwahrlosung des Haushalts und der Haushaltsmitglieder;

⇒ Die Haushaltsmitglieder sprechen über Schwierigkeiten, den Haushalt zu versorgen;

⇒ Haushaltsmitglieder oder Patient beschreiben Schulden oder finanzielle Probleme;

⇒ Mangel an benötigter Einrichtung oder Hilfsmitteln;
⇒ Die Haushaltsmitglieder haben Infektionen oder Verletzungen.

**Strategien**

⇒ Erfassung von ursächlichen und begleitenden Faktoren.
⇒ Reduktion oder Eliminierung von belastenden Faktoren.
⇒ Erfassung von Ressourcen und Alternativen.
⇒ Verbesserung der Haushaltsführung und Entwicklung eines Routineplans.

**Ziele**

⇒ Spricht über seine Sorgen, Ängste und Wünsche.
⇒ Erkennt Alternativen und Ressourcen.
⇒ Erhält Unterstützung durch soziale und kommunale Einrichtungen.
⇒ Kann seinen Haushalt mit ambulanter Hilfe führen.
⇒ Akzeptiert einen Wechsel in eine betreute Einrichtung.
⇒ Die Familie etabliert und befolgt den täglichen und wöchentlichen Plan zur Versorgung des Haushalts.
⇒ Der Haushalt befindet sich in einem befriedigenden Zustand.
⇒ Keines der Haushaltsmitglieder zeigt Zeichen von Verwahrlosung.
⇒ Die Familie kontaktiert und nutzt Ressourcen in der Gemeinde.

# Sensorische Wahrnehmung

Der Mensch benötigt für seine Unabhängigkeit und für die Interaktion mit seiner Umgebung eine gut funktionierende Sensorik. Gestörte Wahrnehmungen oder Fehlinterpretationen der Wahrnehmung führen zu falschen Reaktionen und möglichen Risiken für die Person.

Eine Veränderung der Wahrnehmung kann durch physiologische Faktoren, wie Schmerz, Schlafmangel, Immobilität und verstärkte oder verminderte externe Reize ausgelöst werden. Die Diagnosen sollten in der Praxis vom veränderten Denkprozess differenziert werden, bei dem Probleme mit der Personalität und mentalen Fehlfunktion im Vordergrund stehen.

Aufgabe der Pflege ist es, mögliche Risiken auszuschalten, dem Patienten bei seiner Orientierung und der korrekten Interpretation seiner Umgebung zu unterstützen und - falls möglich - die verursachenden Faktoren zu beseitigen oder zu vermindern.

Die Pflege kann durch die Schaffung einer therapeutischen Beziehung, die gezielle Steuerung der Sinnesreize und Maßnahmen zur Förderung der Wahrnehmung einen Beitrag zur Wiedererlangung oder Kompensation der Fähigkeiten leisten.

Darüber hinaus sollte die Pflege mit anderen Berufsgruppen zusammenarbeiten, um die Wahrnehmungsschulung zu forcieren, Hilfsmittel anzupassen und Fähigkeiten auf anderen Ebenen zu nutzen.

Mögliche Pflegediagnosen für das Aktionsfeld *Sensorische Wahrnehmung* sind die Folgenden:

⇒ Reizüberlastung
⇒ Reizmangel
⇒ Hörbeeinträchtigung
⇒ Sehstörung
⇒ Geruchsinnstörung
⇒ Geschmacksinnbeeinträchtigung
⇒ Tastsinnbeeinträchtigung
⇒ Körperwahrnehmungsstörung
⇒ Bewegungswahrnehmungsstörung
⇒ Gleichgewichtsstörung

# Reizüberlastung

## Definition

Empfundene Überlastung von Sinneseindrücken durch erhöhte und/oder einseitige Reize oder Störung der Reizaufnahmefähigkeit.

## Synonyme

⇒ Reizüberflutung

⇒ Sensorische Überlastung

## Charakteristik

*Sollten vorhanden sein:*

⇒ Zeichen einer überempfindlichen Reaktion auf geringe äußere Reize (Schmerz, Angst, Abwehrreaktion, Verspannung, erhöhte Reizbarkeit etc.).

*Können vorhanden sein:*

⇒ Äußerung über verändertes Empfinden;

⇒ Veränderte Abstraktion, verändertes Vorstellungsvermögen, Angstzustände;

⇒ Bizarres Denken, Wechsel im Verhaltensmuster;

⇒ Veränderungen in den Fähigkeiten zur Problemlösung;

⇒ Belastende Umgebung;

⇒ Desorientierung zu Zeit, Ort und Person;

⇒ Übersteigerte emotionale Reaktionen;

⇒ Halluzinationen;

⇒ Ruhelosigkeit, visuelle und auditorische Fehlinterpretationen;
⇒ Rückzug, Schlafstörungen.

**Strategien**

⇒ Erfassung von ursächlichen und begleitenden Faktoren.
⇒ Reduktion von inneren und äußeren Reizen.
⇒ Gezielte Förderung der Wahrnehmungsfähigkeit mit angenehmen Reizen.

**Ziele**

⇒ Ist orientiert zu Zeit, Ort und Personen.
⇒ Interpretiert die angebotenen Reize korrekt.
⇒ Zeigt ein Nachlassen von Angst und Reizbarkeit.
⇒ Ist entspannt und ruhig.
⇒ Reagiert mit Zeichen von Wohlbefinden auf die Nähe und Behandlung durch seine Bezugspersonen.
⇒ Schläft mit Verwendung von Entspannungshilfen ausreichend lange und tief.
⇒ Demonstriert Techniken zur Reduktion der sensorischen Belastung und wendet diese korrekt an.

# Reizmangel

## Definition

Beeinträchtigung der Wahrnehmung durch einseitige oder unzureichende Stimulation, durch Unfähigkeit zur Reizaufnahme und/oder durch Unfähigkeit zur Verarbeitung von Sinneseindrücken.

## Synonyme

⇒ Unzureichende sensorische Stimulation

⇒ Unzureichende Wahrnehmungsförderung

## Charakteristik

*Sollten vorhanden sein:*

⇒ Äußerungen über eine verminderte Reizwahrnehmung;

⇒ Verminderte Reaktionen auf normale Stimuli;

⇒ Geringe Umgebungsreize.

*Können vorhanden sein:*

⇒ Veränderte Abstraktion, verändertes Vorstellungsvermögen;

⇒ Apathie, Veränderungen im Verhaltensmuster;

⇒ Veränderungen in der Fähigkeit zur Problemlösung;

⇒ Desorientierung zu Zeit, Ort und Person;

⇒ Isolation, Hospitalisierung;

⇒ Berichtete oder gemessene Veränderung in der Genauigkeit der Empfindungen.

## Strategien

⇒ Erfassung von ursächlichen und begleitenden Faktoren.

⇒ Erhaltung einer ausreichenden Wahrnehmung durch alternative Kommunikation oder Verstärkung der Reize.

⇒ Förderung einer normalen Wahrnehmung.

## Ziele

⇒ Bleibt orientiert.

⇒ Findet sich in seiner unmittelbaren Umgebung zurück.

⇒ Kann wahrgenommen Reize richtig interpretieren.

⇒ Nutzt Brille, Hörgerät etc. soweit erforderlich.

⇒ Demonstriert gesteigerte Fähigkeiten zur Orientierung.

⇒ Fühlt sich sicher und erleidet keine Verletzungen oder Stürze.

⇒ Reagiert positiv auf Stimuli aus der Umgebung.

⇒ Patient und seine Familie kommunizieren aktiv und setzen ausreichend Stimuli.

⇒ Patient und/oder die Bezugspersonen üben und nutzen aktiv die vorhandenen Möglichkeiten zum Erhalt und zur Förderung der Stimulation.

# Hörbeeinträchtigung

## Definition

Veränderung der Wahrnehmung auditorischer Reize - vermindertes Hörvermögen oder Taubheit.

## Synonyme

⇒ Beeinträchtigtes Hörvermögen

⇒ Beeinträchtigte auditive Wahrnehmung

## Charakteristik

*Sollten vorhanden sein:*

⇒ Berichtete oder erfasste Abnahme oder Fehlen des Hörvermögens.

*Können vorhanden sein:*

⇒ Verändertes Selbstkonzept;

⇒ Verändertes Kommunikationsverhalten, reduzierte Mimik, Ärger, Apathie oder Passivität;

⇒ Missverstehen;

⇒ Affektive Verhaltensveränderung, verminderte soziale Interaktion;

⇒ Veränderte Reaktion auf Hörreize;

⇒ Depression, Desorientierung, Halluzinationen, Unruhe.

**Strategien**

⇒ Erfassung von ursächlichen und begleitenden Faktoren.

⇒ Erhaltung der Orientierung.

⇒ Erhaltung einer ausreichenden Kommunikation und Sicherung des Informationsaustausches.

⇒ Einsatz und Training alternativer Kommunikationsmittel.

**Ziele**

⇒ Berichtet über die Einschränkungen/ den Verlust.

⇒ Bleibt orientiert.

⇒ Hält die Kommunikation mit anderen aufrecht.

⇒ Ist in der Lage, alle erforderlichen Informationen erfassen.

⇒ Erörtert die Auswirkung der Höreinschränkung auf den Lebensstil.

⇒ Demonstriert die Fähigkeit, Personen und Orte zu erkennen, und differenziert zwischen gegenwärtigen und vergangenen Ereignissen.

⇒ Äußert verbessertes Wohlbefinden und Sicherheitsgefühl.

⇒ Zeigt Interesse an der äußeren Umgebung.

⇒ Kompensiert den Hörverlust durch Verwendung von Zeichen, Gesten, Lippen lesen, Hörhilfe und Förderung anderer Wahrnehmungskanäle.

## Sehstörung

### Definition

Veränderung in der Charakteristik der visuellen Stimulation – verminderte Sehkraft oder Blindheit.

### Synonyme

⇒ Visuelle Beeinträchtigung

⇒ Eingeschränktes Sehvermögen

### Charakteristik

*Sollten vorhanden sein:*

⇒ Geäußerte oder erfasste Abnahme oder Fehlen der Sehkraft.

*Können vorhanden sein:*

⇒ Veränderte Lebenskonzeption;

⇒ Ärger, Angst, Apathie oder Passivität;

⇒ Wechsel im Verhaltensmuster;

⇒ Wechsel in der Fähigkeit, Probleme zu lösen;

⇒ Wechsel in der Reaktion auf visuelle Stimulation;

⇒ Depression oder Ruhelosigkeit;

⇒ Desorientierung zu Zeit, Ort und Person;

⇒ Visuelle Fehlinterpretation.

**Strategien**

⇒ Erfassung von ursächlichen und begleitenden Faktoren.

⇒ Erhaltung der Orientierung.

⇒ Schaffung einer sicheren Umgebung.

⇒ Einsatz und Training mit Sehhilfen oder Blindenschule.

**Ziele**

⇒ Diskutiert die Auswirkung des visuellen Verlusts auf seinen Lebensstil.

⇒ Ist orientiert und erleidet keine Verletzung.

⇒ Findet sich in seiner Umgebung zurecht und nutzt alternative Fähigkeiten.

⇒ Erlangt seine visuellen Fähigkeiten oder Teile davon zurück.

⇒ Nutzt adaptive Einrichtungen/Techniken.

⇒ Bespricht die Erfordernisse der Umstellung an die häusliche Umgebung.

⇒ Nutzt vorhanden Ressourcen.

# Geruchsinnstörung

## Definition

Veränderungen im Geruchsinn – verminderte oder fehlende Geruchswahrnehmung – erhöhen das Risiko für die Gesundheit , da dadurch der Schutz der Atmung beeinträchtigt ist.

## Synonyme

⇒ Beeinträchtigte Geruchswahrnehmung

⇒ Olfaktorische Beeinträchtigung

## Charakteristik

*Sollten vorhanden sein:*

⇒ Äußerungen über eine Abnahme oder Fehlen des Geruchssinns;

⇒ Beobachtbare Zeichen eines verminderten oder fehlenden Geruchssinns.

*Können vorhanden sein:*

⇒ Verlust des Appetits;

⇒ Gewichtsabnahme.

**Strategien**

⇒ Erfassung von ursächlichen und begleitenden Faktoren.

⇒ Ermittlung des Ausmaßes und der voraussichtlichen Dauer.

⇒ Förderung von Appetit und Erhaltung des Ernährungszustands.

⇒ Schulung zur alternativen Wahrnehmung bei nicht reversiblen Ausfällen.

**Ziele**

⇒ Berichtet über seinen veränderten Geruchssinn.

⇒ Versteht, dass dies unter Umständen nur vorübergehend verändert ist.

⇒ Berichtet über eine Zunahme/Reaktivierung des Geruchssinns.

⇒ Behält seine Appetit.

⇒ Erfährt keine Gewichtsabnahme.

⇒ Führt Maßnahmen zur Abschwellung und Reinigung der Nasenschleimhaut durch.

⇒ Beschreibt, wie er gefährliche Gerüche, Gase auch ohne Geruchssinn erfassen kann und so seine Sicherheit in der häuslichen und beruflichen Umgebung erhält.

## Geschmacksinnsbeeinträchtigung

### Definition

Veränderung, Verminderung oder Störung der Wahrnehmungsfähigkeit durch die Mundschleimhaut, aus der Gesundheitsrisiken durch die Möglichkeit von Vergiftungen entstehen

### Synonyme

⇒ Geschmackstörung

⇒ Veränderte Gustatorische Wahrnehmung

⇒ Geschmacksveränderung

### Charakteristik:

*Sollten vorhanden sein:*

⇒ Berichtet über eine Abnahme oder ein Fehlen des Geschmacksinns;

⇒ Beobachtbare Zeichen eines verminderten oder fehlenden Geschmacksinns;

⇒ Nur partieller Geschmacksinn (z.B. nur süß) vorhanden.

*Können vorhanden sein:*

⇒ Verlust des Appetits;

⇒ Gewichtsabnahme.

**Strategien**

⇒ Erfassung von ursächlichen und begleitenden Faktoren.

⇒ Förderung von Appetit und Erhaltung des Ernährungszustands.

⇒ Schulung zur alternativen Wahrnehmung bei nicht reversiblen Ausfällen.

⇒ Information über Risiken durch Getränke und Nahrung.

⇒ Beratung über Trainingsmöglichkeiten bei noch vorhandener Geschmacksempfindung.

**Ziele**

⇒ Berichtet über veränderten oder fehlenden Geschmack.

⇒ Erhält seinen Appetit.

⇒ Erhält seinen Ernährungszustand.

⇒ Nutzt seinen Geruchssinn zur Kompensation des Geschmacksinns.

⇒ Übt angemessene Sorgfalt aus bei der Einnahme von Nahrung und Getränken.

⇒ Trainiert sein noch vorhandenes Geschmacksempfinden mit empfohlenen Reizen.

# Tastsinnbeeinträchtigung

## Definition

Veränderung oder Verlust des Tast- und Berührungssinns.

## Synonyme

⇒ Beeinträchtigtes Berührungsempfinden

⇒ Taktile Beeinträchtigung

## Charakteristik

*Sollten vorhanden sein:*

⇒ Patient berichtet über Abnahme oder Fehlen des Tastsinns;

⇒ Abnorme Empfindungen wie Taubheit, Prickeln, Parästhesie;

⇒ Verminderte Empfindlichkeit auf Reize;

⇒ Abgeschwächte Schmerzempfindung;

⇒ Vermindertes Berührungsgefühl.

**Strategien**

⇒ Erfassung von ursächlichen und begleitenden Faktoren.
⇒ Reduktion des Risikos von Verletzungen und Hautschäden.
⇒ Schulung in der Kompensation des Tastsinns.

**Ziele**

⇒ Verbalisiert seine Gefühle bezüglich der veränderten Wahrnehmung.
⇒ Haut ist intakt, keine Verletzungen an exponierten Stellen.
⇒ Patient und Familie wenden Sicherungsmaßnahmen an, durch die der Patient keine Stürze oder Verletzung erleidet.
⇒ Patient und Familienmitglieder setzen geeignete Techniken zur Stimulierung ein.

# Körperwahrnehmungsstörung

## Definition

Vernachlässigung einer Körperhälfte oder eines Körperteils.

## Synonyme

⇒ Veränderte Körperwahrnehmung

⇒ Unilateraler Neglekt

## Charakteristik

*Sollte vorhanden sein:*

⇒ Nichtbeachtung von Reizen an der betroffenen Körperpartie;

⇒ Verleugnung des betroffenen Körperteils;

⇒ Mangelnde Aufmerksamkeit für den betroffenen Körperteil.

*Kann vorhanden sein:*

⇒ Einschränkung der Selbstfürsorge;

⇒ Verletzungen der betroffenen Partie.

**Strategien**

⇒ Unterstützung des Patienten bei der Erfassung seines Wahrnehmungsdefizits.

⇒ Unterstützung bei der Benennung seiner Bedürfnisse und der Integration in die tägliche Pflege.

⇒ Prävention von Verletzungen und Komplikationen.

⇒ Erhaltung von Funktionalität und Beweglichkeit und Hemmung von spastischen Zuständen.

**Ziele**

⇒ Erleidet keine Verletzung, Druck- oder Hautschäden.

⇒ Nimmt seine Körperteile war und beteiligt sich an der Versorgung.

⇒ Klient und Familie demonstrieren geeignete Schutzmaßnahmen.

⇒ Klient und Familie führen präventive Übungen durch.

⇒ Passt seine direkte Umgebung so an, dass die Wahrnehmung des gesamten Körpers gefördert wird.

⇒ Erörtert seine Gefühle.

⇒ Klient und Familie erkennen und nutzen vorhandene Ressourcen, kontaktieren und nützen Unterstützungsmöglichkeiten in der Gemeinde oder der Rehabilitationseinrichtung.

# Bewegungswahrnehmungsstörung

## Definition

Verminderte Fähigkeit, die Lage, Haltung oder Lageveränderung von Körperpartien wahrzunehmen.

## Synonyme

⇒ Veränderte Bewegungswahrnehmung

⇒ Eingeschränkte kinästhetische Wahrnehmung

## Charakteristik

*Sollten vorhanden sein:*

⇒ Abgeschwächte motorische Koordination;

⇒ Unfähigkeit, die Haltung oder Lokalisation von Körperteilen zu erfassen;

⇒ Unfähigkeit, Wechsel in den Gelenkstellungen wahrzunehmen.

*Können vorhanden sein:*

⇒ Muskuläre Schwäche, Kraftlosigkeit;

⇒ Verhärtung oder Muskelatrophie;

⇒ Partielle oder komplette Lähmungen.

**Strategien**

⇒ Erfassung von ursächlichen und begleitenden Faktoren.

⇒ Reduktion des Risikos von Folgeschäden.

⇒ Erfassung von Ressourcen und Schulung in Alternativen zur Kompensation.

**Ziele**

⇒ Beschreibt seine Gefühle durch den Verlust der kinästhetischen Wahrnehmung und die Auswirkungen auf seine Lebenskonzeption.

⇒ Erleidet keine Druck-, Hautschäden oder Verletzungen.

⇒ Arbeitet am Übungsprogramm mit und ist maximal aktiviert.

⇒ Führt selbständig Übungen durch.

⇒ Äußert Zufriedenheit über eine teilweise Kompensierung der Einschränkung.

# Gleichgewichtsstörung

## Definition

Einschränkung der körperlichen Aktivität durch Störung des Gleichgewichtsempfindens.

## Synonyme

⇒ Verändertes Gleichgewichtsempfinden

## Charakteristik

*Sollten vorhanden sein:*

⇒ Schwindelgefühl, Übelkeit bei Bewegung;

⇒ Unfähigkeit die gewünschte Körperposition einzunehmen oder innezuhalten.

*Können vorhanden sein:*

⇒ Verminderte Muskelkraft;

⇒ Kopfschmerzen, Sehstörungen;

⇒ Ohrensausen, Hörbeeinträchtigung;

⇒ Sensorische Beeinträchtigung;

⇒ Stürze nach Aktivitäten;

⇒ Eingeschränktes Gedächtnis oder intellektuelle Kapazität;

⇒ Unsicherheit, Angst vor der Durchführung von Aktivitäten;

⇒ Blutdruckabfall beim Aufrichten (Orthostatische Hypotension);

⇒ Medikation mit Auswirkung auf den Gleichgewichtssinn.

**Strategien**

⇒ Ursachenermittlung.

⇒ Förderung langsamer Bewegungen unter Beobachtung des Zustandes.

⇒ Vermittlung von Unterstützung und Hilfsmitteln für die Bewegungssicherheit.

⇒ Beratung zu Verhaltensweisen und möglichen Übungen.

⇒ Vermittlung professioneller Hilfe.

**Ziele**

⇒ Zeigt keine Veränderungen wie Schwindelgefühl oder Übelkeit.

⇒ Blutdruck verhält sich stabil beim Aufrichten.

⇒ Nutzt die Unterstützungsangebote.

⇒ Erfährt keine Stürze und daraus resultierenden Verletzungen.

⇒ Klärt die Ursachen und mögliche Alternativen mit seinem Arzt.

# Denken und Entscheiden



Denkprozesse umfassen die Organisation von Wahrnehmung und Emotionen und bestimmen die persönliche Lebenskonzeption. Denkprozesse haben Auswirkungen auf Verhalten, Emotionen, Problemlösungen, Gedächtnis, Vorstellung und Konzentration des Menschen. Umgekehrt haben Störungen den Einzelbereichen Auswirkungen auf die Denkprozesse, es kann zu einer verfälschten Wahrnehmung und zu Fehlinterpretationen kommen.

Die Auswirkungen können vielfältig sein, zur Differenzierung gegenüber einer Verwirrtheit muß klar abgegrenzt werden, ob die Störung sich auf den kognitiven Bereich begrenzen läßt und der Mensch trotz Einschränkung weitgehend orientiert ist und einen Realitätsbezug hat.

Aufgabe der Pflege ist es, den Klienten in der Kompensation und Bewältigung seiner Einschränkung zu unterstützen. Die Betreuung muß auch sicherstellen, daß er vor Demütigungen und Überforderungen geschützt wird.

Klienten mit beeinträchtigten Denkprozessen bieten ein weites Feld von Einschränkungen in der Selbstfürsorge und können oft ihre tägliche Routine nicht mehr eigenständig bewältigen. Es ist wichtig für die Pflegekräfte, daß sie den Klienten in seiner Einschränkung respektieren und kognitive Leistungen so weit wie möglich erhalten und fördern.

Alle Menschen benötigen eine ausreichende geistige Stimulation. Fehlt diese, kommt es zu Langeweile und Depression. Kinder benötigen Stimulationen für ihre Entwicklung und ältere Menschen zum Erhalt ihrer kognitiven Fähigkeiten.

Werden einem Menschen geistige Stimulationen entzogen, führt dies zur Abnahme der intellektuellen Leistungsfähigkeit, zu Gefühlsverarmung, Abnahme der Aufmerksamkeit und zu seelischem Rückzug. Langeweile kann den Menschen in all seinen Aktivitäten lähmen und lässt ihn in seiner Entwicklung stagnieren.

Bei älteren Menschen kommt es durch eine Vernachlässigung der kognitiven und körperlichen Funktionen zu einem raschen Abbau von Gedächtnis, Denkvermögen und körperlicher Leistungsfähigkeit.

Zum Aktionsfeld *Denken und Entscheiden* zählen wir folgende Pflegediagnosen:

⇒ Denkleistungsveränderung
⇒ Denkförderungsmangel
⇒ Gedächtnisstörung
⇒ Orientierungsstörung
⇒ Verwirrung akut
⇒ Verwirrung chronisch
⇒ Entscheidungskonflikt.

# Denkleistungsänderung

## Definition

Unfähigkeit, Denkprozesse genau und folgerichtig auszuführen.

## Synonyme

⇒ Denkstörung
⇒ Veränderte Denkprozesse

## Charakteristik

*Sollten vorhanden sein:*

⇒ Fehlinterpretation von internen oder externen Stimuli;
⇒ Reduzierte Fähigkeiten zum rechnen, abstrahieren, Ursachen und Zusammenhänge zu erkennen, Entscheidungen zu treffen, Ziele zu setzen und/oder Probleme zu lösen.

*Können vorhanden sein:*

⇒ Veränderte Aufmerksamkeit;
⇒ Klinische Manifestation von reduzierten neurologischen oder psychischen Fähigkeiten:
⇒ Desorientiert zu Zeit, Ort, Person und Situation;
⇒ Unfähigkeit, Instruktionen zu befolgen;
⇒ Unerwartete Affekte, unerwartete Verhaltensänderungen und verbale Erwiderung;
⇒ Unangemessenes soziales Verhalten;
⇒ Verlust oder Einschränkung des Gedächtnisses;
⇒ Wahnvorstellungen, Halluzinationen;
⇒ Schlafstörungen;
⇒ Vermehrter Selbstbezug.

**Strategien**

⇒ Ermittlung des Ausmaßes der Einschränkung und der Gefühle des Patienten.
⇒ Förderung von Kommunikation und Integration.
⇒ Förderung von Realitätsbezug und Orientierung.
⇒ Erhaltung der physischen/psychischen Gesundheit.
⇒ Schulung von Patient und Angehörigen in präventiven Maßnahmen.

**Ziele**

⇒ Kann sich zu Zeit, Ort, Person und Umgebung orientieren.
⇒ Erleidet keine Demütigung oder Verletzung.
⇒ Stabiler Gesundheitszustand.
⇒ Nimmt Hilfe an und äußert ein Gefühl der Sicherheit und Integration.
⇒ Erkennt Ursachen und Zeichen verminderte Denkleistung.
⇒ Grenzt Wahnvorstellungen von der Realität ab.
⇒ Beteiligt sich an der täglichen Selbstfürsorge und übernimmt Teile davon.
⇒ Patient und Familie und/oder Bezugspersonen reden über ihre Gefühle bezüglich der Einschränkung.
⇒ Patient und Familie und/oder Bezugsperson verstehen die erforderliche Therapie.
⇒ Patient und Familie beachten die Einnahme und kennen Nebenwirkungen der Medikamente.
⇒ Der Patient/Die Familie und/oder Bezugspersonen treffen Vorkehrungen für die häusliche Pflege.

# Denkförderungsmangel

## Definition

Mangel von äußeren Reizen oder Möglichkeiten, um den geistigen Entwicklungsstand aufrechtzuerhalten oder zu verbessern.

## Synonyme

⇒ Mangelnde Ablenkungsmöglichkeit
⇒ Unzureichende geistige Stimulation
⇒ Beschäftigungsdefizit

## Charakteristik

*Sollte vorhanden sein:*
⇒ Berichtete oder beobachtete Langeweile;
⇒ Geringe Stimulation und Verlust der gewohnten Aktivität.

*Können vorhanden sein:*
⇒ Mangel an Beschäftigungsmöglichkeiten und Materialien;
⇒ Körperliche oder seelische Einschränkungen;
⇒ Ruhelosigkeit;
⇒ Rückzug, Abbruch von Beziehungen;
⇒ Zeichen von Niedergeschlagenheit;
⇒ Häufiger Ruf nach der Pflege;
⇒ Gewichtsverlust oder Zunahme;
⇒ Hospitalisierung und Einschränkungen durch die Behandlung;
⇒ Aggressives Verhalten.

**Strategien**

⇒ Erfassen von Einschränkungen, persönlichen Interessen und nutzbaren Ressourcen.
⇒ Erstellen eines Plans, um geeignete Beschäftigungsmöglichkeiten für den Klienten zu schaffen.
⇒ Förderung der Selbständigkeit und Integration der Familie und/oder Bezugspersonen in die gewünschte Beschäftigung.

**Ziele**

⇒ Berichtet über seine Wünsche, Interessen und Hobbys.
⇒ Bekundet Interesse die vorhandene Zeit zu nutzen und sich zu beschäftigen.
⇒ Beteiligt sich an möglichen Aktivitäten.
⇒ Nutzt vorhandene Ressourcen, wie TV, Radio, Zeitungen, Bücher etc.
⇒ Zeigt zunehmendes Interesse an seiner Umgebung.
⇒ Äußert Zufriedenheit über den erreichten Beschäftigungsgrad.
⇒ Klient, Angehörige und Pflegende modifizieren die Umgebung soweit, daß eine sinnvolle und anregende Beschäftigung möglich ist.

# Gedächtnisstörung



## Definition

Unfähigkeit, sich zu erinnern oder Teile von Informationen oder Verhaltensmustern korrekt wiederzugeben.

## Synonyme

⇒ Eingeschränktes Gedächtnis

⇒ Eingeschränktes Erinnerungsvermögen

## Charakteristik

*Sollten vorhanden sein:*

⇒ Beobachtete oder berichtete Einschränkung des Gedächtnisses;

⇒ Unfähigkeit, Informationen zu wiederholen;

⇒ Unfähigkeit, Instruktionen auszuführen.

*Können vorhanden sein:*

⇒ Einschränkungen in der Orientierung;

⇒ Verwirrung;

⇒ Eingeschränkte soziale Fähigkeiten;

⇒ Labile Affekte, Verlust der intellektuellen Fähigkeiten;

⇒ Verminderte Entscheidungsfähigkeit.

**Strategien**

⇒ Erfassung von ursächlichen und begleitenden Faktoren.

⇒ Diskussion der Einschränkung und ihrer Auswirkung mit dem Patienten.

⇒ Sicherung von Behandlung und Pflege.

⇒ Schulung in Techniken zur Verbesserung oder Kompensation des Gedächtnisses.

**Ziele**

⇒ Drückt seine Gefühle zu der Gedächtniseinschränkung aus.

⇒ Erkennt Probleme die daraus entstehen.

⇒ Bleibt orientiert und findet sich in seiner Umgebung zurecht.

⇒ Führt mindestens eine Bewältigungstechnik erfolgreich durch.

⇒ Nutzt Hilfsmittel, um Fehlreaktionen und Informationsverlust zu vermeiden.

⇒ Berichtet über ein Gefühl von Sicherheit und Wohlbefinden.

⇒ Beteiligt sich an der Planung von Pflege und Selbstfürsorge.

⇒ Patient und Familienmitglieder beschreiben geeignete Anpassungen des Lebensstils.

⇒ Patient und Familienmitglieder setzen realistische Ziele und adaptieren ihr Verhalten, um das Gedächtnis zu verbessern oder zu erhalten.

# Orientierungsstörung

## Definition

Unfähigkeit, Umgebung, Zeit oder Personen korrekt zu identifizieren.

## Synonyme

⇒ Eingeschränkte Orientierung

⇒ Verwirrtheit

## Charakteristik

*Sollten vorhanden sein:*

⇒ Beobachtbare Fehlinterpretation der Umgebung;

⇒ Außerungen über Schwierigkeiten, sich zurechtzufinden;

⇒ Unfähigkeit, Instruktionen auszuführen.

*Können vorhanden sein:*

⇒ Gedächtniseinschränkung;

⇒ Denkleistungsveränderung;

⇒ Fremde Umgebung;

⇒ Körperliche oder seelische Belastung;

⇒ Therapiebedingte Wahrnehmungsveränderung;

⇒ Abhängigkeit bei den Lebensaktivitäten.

**Strategien**

⇒ Erfassung der Ursachen.
⇒ Vermittlung gezielter Orientierungshilfen.
⇒ Förderung der Unabhängigkeit.
⇒ Verhütung von Sicherheitsrisiken.

**Ziele**

⇒ Zeigt sich orientiert in seiner nahen Umgebung.
⇒ Kennt die betreuenden Personen mit Namen.
⇒ Weiß Erinnerungen korrekt einzuordnen.
⇒ Führt seine Lebensaktivitäten im Rahmen der Fähigkeiten selbständig aus.
⇒ Sucht Unterstützung bei Schwierigkeiten.
⇒ Erleidet keine Verletzungen.
⇒ Nimmt wach und aktiv an seiner Umgebung teil.
⇒ Äußert Zufriedenheit mit seinen Erfolgen.

# Akute Verwirrung

## Definition

Plötzliches Einsetzen von Veränderungen in Aufmerksamkeit, Verständnis, psychomotorischer Aktivität, Bewusstseinsgrad oder Wach-Schlaf-Zyklus.

## Synonyme

⇒ Akute Konfusion

## Charakteristik

*Sollten vorhanden sein:*

⇒ Desorientierung zu Zeit, Ort, Person oder Situation;

⇒ Unfähigkeit, ein zielgerichtetes Verhalten zu initiieren oder zu befolgen;

⇒ Gesteigerte psychomotorische Aktivitäten (Nesteln, Zittern, etc.);

⇒ Veränderung der Aufmerksamkeit und Konzentrationsfähigkeit.

*Können vorhanden sein:*

⇒ Veränderung des Schlaf- Wach- Rhythmus;

⇒ Zeitliche falsche Zuordnung von Erinnerungen;

⇒ Fabulieren, Halluzinationen;

⇒ Verminderte Fähigkeit zu Verständnis und Problemlösung;

⇒ Unfähigkeit, Entscheidungen zu treffen;

⇒ Unangemessene Affekte und/oder unangemessenes soziales Verhalten.

**Strategien**

⇒ Erfassung von ursächlichen und begleitenden Faktoren.
⇒ Sicherung der Umgebung und ggf. des Patienten zum Schutz vor Verletzungen.
⇒ Reduktion oder Elimination von ursächlichen und auslösenden Faktoren.
⇒ Förderung von Orientierung und Realitätsbezug.

**Ziele**

⇒ Der Patient erleidet keine Verletzungen im Stadium der Verwirrung.
⇒ Der neurologische Status des Patient bleibt stabil oder normalisiert sich.
⇒ Die Familienmitglieder beteiligen sich aktiv an der Sicherung und Reaktivierung der Orientierung und gehen adäquat mit der Verwirrung um.
⇒ Der Patient ist orientiert zu Zeit, Ort und Personen und beteiligt sich an den Aktivitäten des täglichen Lebens.
⇒ Der Patient berichtet über Gefühle zunehmender Ruhe und Stabilität.
⇒ Patient und Familienmitglieder kennen die Ursache der Verwirrung.
⇒ Patient und Familienmitglieder benennen die Risikofaktoren und die Symptome einer möglichen erneuten Episode und die notwendigen Schritte zur Sicherheit.

# Chronische Verwirrung

## Definition

Ein irreversibler, lang anhaltender Zustand, oder eine progressive Verschlechterung des Intellekts und der Personalität.

## Synonyme

⇒ Chronische Konfusion

## Charakteristik

*Sollten vorhanden sein:*

⇒ Kognitive Einschränkungen;

⇒ Massive Einschränkung oder Verlust der Gedächtnisfunktion;

⇒ Desorientierung zu Zeit, Ort, Person, Umständen oder Situation;

⇒ Unfähigkeit, Entscheidungen zu treffen;

⇒ Veränderte Wahrnehmung, reduzierte Konzentrationsfähigkeit;

⇒ Unangemessene Affekte und/oder unangemessenes soziales Verhalten.

*Können vorhanden sein:*

⇒ Verlust des Körpergefühls, Verlust von Motivation und Energie;

⇒ Veränderung des Schlaf - Wach - Rhythmus;

⇒ Fabulieren, Halluzinationen.

**Strategien**

⇒ Erfassung von ursächlichen und begleitenden Faktoren.
⇒ Überprüfung der Auswirkungen, Risiken auf Person und Familie.
⇒ Ermittlung von familiären Ressourcen zur Betreuung des Patienten.
⇒ Strukturierung der Umgebung und Reduktion von Risiken.
⇒ Erhaltung und Förderung noch vorhandener Fähigkeiten.
⇒ Information und Schulung von Bezugsperson und Familie zur Betreuung.

**Ziele**

⇒ Die vorhandenen kognitiven Fähigkeiten, das Verhalten, und die Fähigkeiten zur Selbstpflege bleiben stabil.
⇒ Erleidet keine Verschlechterung / Komplikationen.
⇒ Allgemeinzustand und Gewicht bleiben stabil.
⇒ Kommt mit der täglichen Routine zurecht.
⇒ Äußert Ruhe und Wohlbefinden.
⇒ Übernimmt kleine Bereiche der Selbstfürsorge und beteiligt sich an der eigenen Versorgung.
⇒ Die Familienmitglieder zeigen gegenüber dem Patienten ein adäquates Verhalten.
⇒ Die Familienmitglieder sind bereit und in der Lage, die notwendige Pflege zu übernehmen.
⇒ Die Betreuung in der Familie ist gesichert.

## Entscheidungskonflikt

### Definition

Zustand der Unsicherheit über den möglichen Verlauf der Gesundheit, wenn die Wahl mit Risiken, Verlusten oder Veränderungen der persönlichen Wertvorstellungen verbunden ist.

### Synonyme

⇒ Erschwerte Entscheidung

### Charakteristik

*Sollte vorhanden sein:*

⇒ Patient berichtet über seine Unsicherheit, die richtige Entscheidung zu treffen;

⇒ Schwankt zwischen den Möglichkeiten oder wechselt laufend die Entscheidung.

*Können vorhanden sein:*

⇒ Physische Zeichen von Streß bei der Entscheidungsfindung;

⇒ In Frage stellen von persönlichen Werten während der Entscheidungsfindung;

⇒ Äußerung von Verzweiflung über den Versuch, eine Entscheidung zu treffen.

**Strategien**

⇒ Erfassung von ursächlichen und begleitenden Faktoren.

⇒ Reduktion oder Eliminierung von ursächlichen Faktoren.

⇒ Vermittlung von Unterstützung und Beratung, falls erforderlich.

⇒ Förderung der Entscheidungsfähigkeit.

**Ziele**

⇒ Berichtet über seine Gefühle und den Entscheidungskonflikt.

⇒ Wägt wahrscheinliche und unwahrscheinliche Konsequenzen der alternativen Möglichkeiten ab.

⇒ Trifft mindestens zwei Entscheidungen zu den täglichen Aktivitäten.

⇒ Wünscht und akzeptiert Hilfestellung.

⇒ Äußert Gefühle der Zufriedenheit über die Fähigkeit, eine geeignete Wahl zu treffen, die kongruent zu den persönlichen Werten ist.

# Empfinden



Veränderungen des Empfindens drücken sich in seelischer Ebene als Trauer, Niedergeschlagenheit oder Glücksgefühl aus, auf körperlicher als Schmerz, Unwohlsein oder körperlichem Hochgefühl, und auf geistiger Ebene durch die Extreme spiritueller Zweifel und religiöser Wahn.

Es ist ein Merkmal des Lebens, Schwankungen des Empfindens ausgesetzt zu sein. Es ist - philosophisch gesprochen - sogar notwendig für die Entwicklung der menschlichen Persönlichkeit, die Palette der Empfindungen zu erleben, weil damit die Grenzen des Daseins erkannt werden können.

In der Pflege werden wir mit den Extremen der Empfindungen konfrontiert: Wir pflegen Patienten mit Schmerzen und begleiten Menschen mit Trauer und Verzweiflung, wir betreuen aber auch Menschen mit unangemessener Hochstimmung, wenn daraus für sie oder ihre Umgebung ein Schaden zu erwachsen droht (wie zum Beispiel in der manischen Phase bei Zyklothymie).

Die folgenden Pflegediagnosen werden in diesem Aktionsfeld besprochen:

⇒ Akuter Schmerz
⇒ Chronischer Schmerz
⇒ Trauer
⇒ Verzweiflung

# Akuter Schmerz



## Definition

Starke, als sehr unangenehm empfundene Sinnesempfindung durch akute Stimulierung der Schmerzrezeptoren. Akut bedeutet in diesem Zusammenhang eine Zeitspanne von Sekunden bis längstens 6 Monate.

## Synonyme

⇒ Akute Qualen

## Charakteristik

*Sollte vorhanden sein:*

⇒ Verbale und/oder nonverbale Äußerung des Schmerzes wie angespannte Gesichtszüge, gequälter Blick, Grimassen etc..

*Können vorhanden sein:*

⇒ Änderung des Muskeltonus (kraftlos oder angespannt);

⇒ Physiologische Veränderungen wie Bluthochdruck, Tachykardie, gesteigerte oder abgeflachte Atmung;

⇒ Verhaltensänderung wie Jammern, Weinen;

⇒ Schonhaltung;

⇒ Eingeengte Sichtweise, inklusive veränderte Zeitvorstellungen, Rückzug von sozialen Aktivitäten und eingeschränkte Denkleistung;

⇒ Starker Selbstbezug.

**Strategien**

⇒ Genaue Erfassung des Schmerzes, seiner Ursachen und Auswirkungen.
⇒ Ermittlung von erfolgreichen lindernden Maßnahmen.
⇒ Konsultieren des Arztes zur Verordnung von pharmakologischen Behandlungen.
⇒ Einsatz von nichtpharmakologischen Methoden zur unterstützenden Schmerzlinderung bzw. -vorbeugung.
⇒ Information über den sinnvollen Schmerzumgang und die Risiken durch unzureichende Behandlung.

**Ziele**

⇒ Äußert seine Schmerzen beim Auftreten.
⇒ Beschreibt Stärke und Lokalisation.
⇒ Berichtet über eine Linderung der Schmerzen.
⇒ Beschreibt Faktoren, die den Schmerz verstärken oder erleichtern.
⇒ Drückt ein Gefühl des Wohlbefindens und Nachlassen des Schmerzes aus.
⇒ Führt geeignete Maßnahmen zur Schmerzkontrolle selbständig durch.
⇒ Setzt Entspannungstechniken zur Schmerzlinderung ein.
⇒ Führt die medikamentöse Therapie selbst durch und kann Wirkung und Nebenwirkung korrekt erfassen.

# Chronischer Schmerz

## Definition

Schmerzzustände, die über einen Zeitraum von mehr als sechs Monaten bestehen.

## Synonyme

⇒ Chronische Qualen

## Charakteristik

*Sollten vorhanden sein:*

⇒ Äußerung von dauernd wiederkehrenden bzw. bestehenden Schmerzen.

*Können vorhanden sein:*

⇒ Erschöpfung;
⇒ Geringes Wohlbefinden;
⇒ Seelische Veränderungen wie Ärger, Frustration, Depression;
⇒ Schlafstörungen;
⇒ Appetitlosigkeit, Gewichtsverlust, Übelkeit, Erbrechen, Obstipation;
⇒ Angespannter Muskeltonus, Maskengesicht;
⇒ Schonhaltung;
⇒ Sozialer Rückzug;
⇒ Veränderte Denkleistung;
⇒ Starker Selbstbezug;
⇒ Veränderung in der Beziehung.

## Strategien

⇒ Erfassung und Bewertung ursächlicher Faktoren.
⇒ Erfassung von Schmerz auslösenden oder verstärkenden Verhalten.
⇒ Ermittlung von Methoden zur individuellen Schmerzlösung.
⇒ Ermittlung der Effizienz und korrekten Anwendung der medikamentösen Therapie.
⇒ Schulung von alternativen, ergänzenden Methoden zur Schmerzbewältigung.
⇒ Hinzuziehen medizinischer Schmerztherapie.
⇒ Hilfestellung bei der Anpassung von Lebensstil und dem Minimieren oder Eliminieren von schmerzauslösenden oder verstärkenden Verhaltensweisen.

## Ziele

⇒ Erstellt einen genauen Plan über Verlauf und Schmerzstärke im Tagesablauf.
⇒ Erfaßt verstärkende und entspannende Faktoren und Verhaltensweisen.
⇒ Plant und hält ein Gleichgewicht von Aktivität und Ruhephasen.
⇒ Führt Übungen zur Schmerzlinderung durch und beherrscht die Techniken.
⇒ Zeigt einen korrekten Medikamentenumgang.
⇒ Erfährt Unterstützung durch Familie und/oder Bezugsperson.
⇒ Nimmt seine sozialen Aktivitäten soweit wie möglich wieder auf.
⇒ Berichtet über eine Reduktion von Schmerz steigernden Faktoren.

# Trauer

## Definition

Trauern ist die natürliche physische und psychische Reaktionen auf einen erfahrenen oder bevorstehenden Verlust von Personen, Beziehungen, Rollen, Körperfunktionen oder des eigenen Lebens.

## Synonyme

⇒ Kummer

## Charakteristik

*Sollten vorhanden sein:*

⇒ Wahrgenommener oder berichteter aktueller Verlust.

*Können vorhanden sein:*

⇒ Äußerungen von Kummer, Trauer, Verzweiflung;

⇒ Schwierigkeiten, Trauer zu äußern;

⇒ Unterdrückung oder Fehlen von emotionalen Reaktionen oder Verneinung von Trauergefühlen;

⇒ Exzessive Trauerreaktionen, wie Ärger, Zorn, Verzweiflung, nicht wahrhaben wollen, häufiges Weinen, Kummer, Hoffnungslosigkeit;

⇒ Verleugnen des Verlusts;

⇒ Idealisierung der verlorenen Person/ Sache;

⇒ Ständiger Rückblick auf vergangene Zeiten, Erfahrungen;

⇒ Äußerung von Schuldgefühlen, Verlust des Selbstwertgefühl;

⇒ Angst/ Furcht vor dem Alleinsein, Zukunftsangst, Selbsttötungsgedanken;
⇒ Veränderung der Eßgewohnheiten, Schlafstörungen, Passivität, Konzentrationsmangel, labiler Gemütszustand.

**Strategien**

⇒ Erfassung von ursächlichen und begleitenden Faktoren.
⇒ Überprüfung des Trauerverhaltens auf kulturelle Besonderheiten.
⇒ Reduktion von begleitenden Faktoren soweit wie möglich.
⇒ Unterstützung im Durchlaufen des Trauerprozesses.
⇒ Unterstützung bei der Reorganisation des täglichen Lebens.

**Ziele**

⇒ Berichtet über den gegenwärtigen Verlust.
⇒ Erörtert seine Gefühle und Ängste bezüglich des Verlusts.
⇒ Erkennt und beschreibt seine Stufe des Trauerprozeß.
⇒ Nutzt hilfreiche Bewältigungstechniken.
⇒ Berichtet über Pläne für die Zukunft.

# Verzweiflung

## Definition

Ein Zustand, in dem Zweifel an dem eigenen geistigen Wertgefüge besteht.

## Synonyme

⇒ Seelische Not

⇒ Spiritueller Konflikt

## Charakteristik

*Sollten vorhanden sein:*

⇒ Berichtete oder beobachtete Konflikte im Wertesystem.

*Können vorhanden sein:*

⇒ Drückt die Besorgnis aus, seinen Glauben nicht praktizieren zu können;

⇒ Drückt Gedanken aus über die Bedeutung von Leben und Tod;

⇒ Stellt die eigene Existenz in Frage;

⇒ Sucht geistliche Unterstützung;

⇒ Stellt des Sinn des Leidens und Lebens in Frage;

⇒ Zeigt Ärger gegen Gott; empfindet die Krankheit als ungerechte Strafe;

⇒ Zeigt Aggressionen gegen die Religion und ihre Vertreter;

⇒ Spricht über den inneren Konflikt;

⇒ Beschreibt Alpträume, Schlafstörungen;

⇒ Verbalisiert Schuldgefühle und Selbstvorwürfe.

**Strategien**

⇒ Erfassung von ursächlichen und begleitenden Faktoren.

⇒ Reduktion oder Eliminierung von belastenden Faktoren.

⇒ Förderung und Erhaltung von Wertvorstellung.

⇒ Ermöglichung von religiösen Praktiken.

**Ziele**

⇒ Äußert verbessertes Empfinden.

⇒ Bespricht seine Gefühle offen mit Bezugspersonen.

⇒ Ist entspannt und gelassen.

⇒ Berichtet über Pläne für die Zukunft.

⇒ Benutzt adäquate Bewältigungsstrategien, um seine seelische Verzweiflung zu mildern und seinen religiösen Gewohnheiten nachzugehen.

# Kommunikation

Beziehungen prägen von Geburt an unsere Entwicklung. Ohne ausreichende Beziehungen kommt es zu Störungen oder Fehlentwicklungen der Persönlichkeit. Soziale Fähigkeiten sind nicht angeboren, sie werden erlernt und durch die kulturelle und soziale Umgebung des Menschen geprägt.

Die Fähigkeit, Beziehungen zu anderen aufzubauen und an Veränderungen anzupassen, ist eine fester Bestandteil der menschlichen Sozialisation.

Schwierigkeiten bei der verbalen Kommunikation führen zu einer Beeinträchtigung von Selbstkonzept und Lebensstil. Schafft der Mensch aus eigenen Kräften keine Anpassung, drohen Aggression, soziale Isolation, Einsamkeit und Realitätsflucht.

Aufgabe der Pflege ist es, Ursachen und Auswirkungen der Beeinträchtigung zu erfassen und dem Klienten im möglichen Rahmen ausreichende Wege zu einer positiven Beziehungsgestaltung aufzuzeigen.

In dem Bereich Kommunikation sind die folgenden Pflegediagnosen zu besprechen:

⇒ Sprechstörung

⇒ Verständigungsschwierigkeit

# Sprechstörung

## Definition

Zustand, in dem die Fähigkeit zu Sprechen oder die Sprache adäquat zu Nutzen, beeinträchtigt ist.

## Synonyme

⇒ Kommunikationsbeeinträchtigung

⇒ Aphasie

## Charakteristik

*Sollten vorhanden sein:*

⇒ Unfähigkeit oder Einschränkung, sich verbal verständlich zu machen.

*Können vorhanden sein:*

⇒ Spricht oder äußert sich nur mühsam;

⇒ Spricht nicht oder kann sich nicht äußern;

⇒ Stottern, undeutliche, verwaschene Aussprache;

⇒ Schwierigkeiten, Worte oder Sätze zu bilden;

⇒ Unfähigkeit, Gedanken in Worte oder Sätze zu fassen;

⇒ Wortfindungsstörungen;

⇒ Kurzatmigkeit;

⇒ Desorientierung;

⇒ Verhaltensveränderung (z.B. Abwehr, Wut, Verzweiflung).

**Strategien**

⇒ Erfassung der Ursachen und Auswirkungen.

⇒ Einsatz von Alternativen wie Symbolen, Bildtafeln etc. zur Verständigung.

⇒ Förderung des Gebrauchs von Sprechhilfen.

⇒ Vermittlung/ Hinzuziehen der Logopädie.

⇒ Förderung der Teilnahme am sozialen Leben.

**Ziele**

⇒ Teilt seine Bedürfnisse mit.

⇒ Bringt zum Ausdruck, dass er sich richtig verstanden fühlt.

⇒ Bringt zum Ausdruck, dass er versteht.

⇒ Nutzt das Angebot der non-verbalen Kommunikation als Ergänzung.

⇒ Findet sich in der Umgebung zurecht und äußert Zufriedenheit.

⇒ Übt seine Kommunikationsmöglichkeiten.

⇒ Sucht professionelle Hilfe.

⇒ Nimmt aktiv am Leben teil.

## Verständigungsschwierigkeit

### Definition

Fehlende oder ungenügende Beherrschung der deutschen Sprache.

### Synonyme

⇒ Unzureichende Sprachbeherrschung

⇒ Sprachbarriere

### Charakteristik

*Sollten vorhanden sein:*

⇒ Unfähigkeit oder Einschränkung, sich in unserer Sprache verständlich zu machen;

⇒ Unfähigkeit, unsere Sprache ausreichend zu verstehen.

*Können vorhanden sein:*

⇒ Spricht oder äußert sich nur mühsam;

⇒ Stottern, undeutliche, verwaschene Aussprache;

⇒ Schwierigkeiten, Worte oder Sätze zu bilden;

⇒ Unfähigkeit, Gedanken in Worte oder Sätze zu fassen.

**Strategien**

⇒ Erfassung/ Ermittlung einer alternativen Möglichkeit zur Kommunikation.

⇒ Einsatz von nonverbalen Kommunikationstechniken zur Verständigung.

⇒ Förderung des Gebrauchs der nonverbalen Kommunikation und/oder des Sprachtrainings.

**Ziele**

⇒ Teilt seine Bedürfnisse nonverbal mit.

⇒ Nutzt das Angebot der Kommunikation über einen Dolmetscher.

⇒ Findet sich in der Umgebung zurecht und äußert Zufriedenheit.

⇒ Nutzt Sprachkarten zur Verständigung.

# Soziale Integration

Beziehungen prägen von Geburt an unsere Entwicklung. Ohne ausreichende Beziehungen kommt es zu Störungen oder Fehlentwicklungen der Persönlichkeit. Soziale Fähigkeiten sind nicht angeboren, sie werden erlernt und durch die kulturelle und soziale Umgebung des Menschen geprägt.

Die Fähigkeit, Beziehungen zu anderen aufzubauen und an Veränderungen anzupassen, ist eine fester Bestandteil der menschlichen Sozialisation.

Störungen der Interaktion führen zu einer Beeinträchtigung von Selbstkonzept und Lebensstil. Schafft der Mensch aus eigenen Kräften keine Anpassung, drohen Aggression, soziale Isolation, Einsamkeit und Realitätsflucht.

Folgende Pflegediagnosen fallen in den Bereich der sozialen Integration:

⇒ Rollenbelastung
⇒ Kontaktschwierigkeit
⇒ Vereinsamungsrisiko
⇒ Vereinsamung
⇒ Gewalttätigkeitsrisiko.

# Rollenbelastung

## Definition

Beeinträchtigung der Fähigkeit, die gewohnten sozialen, beruflichen und familiären Rollen wahrzunehmen.

## Synonyme

⇒ Rollenkonflikt

⇒ Rollenveränderung

## Charakteristik

*Sollten vorhanden sein:*

⇒ Wahrgenommener oder berichteter Konflikt mit der Rollenerwartung und ihrer Erfüllung.

*Können vorhanden sein:*

⇒ Veränderung der Fähigkeiten, die Rolle wiederaufzunehmen;

⇒ Veränderung in der gewohnten Verantwortung;

⇒ Konflikte mit der sozialen, beruflichen oder familiären Rolle;

⇒ Verleugnung der Rolle oder der Verantwortlichkeit;

⇒ Mangelndes Wissen über die Rolle und ihre Verantwortlichkeit.

**Strategien**

⇒ Erfassung von ursächlichen und begleitenden Faktoren.

⇒ Förderung der Rollenerhaltung und der Anpassung an Veränderungen.

**Ziele**

⇒ Teilt seine Gefühle über die Erkrankung und die veränderte Rollenwahrnehmung in konstruktiver Weise mit.

⇒ Versteht die Rollenveränderungen, die durch die Erkrankung ausgelöst wurden.

⇒ Nimmt aktiv an Entscheidungen zu seiner Betreuung teil.

⇒ Demonstriert gesteigertes Selbstvertrauen.

⇒ Sucht und ergreift Wege, die eine Anpassung an die Rollenveränderung ermöglichen.

⇒ Nimmt seine gewohnten Rollen in dem für ihn möglichen Rahmen wahr.

# Kontaktschwierigkeit

## Definition

Unzureichende Quantität und/oder Qualität des Austauschs mit Bezugsperson, Familie und anderen Personen.

## Synonyme

⇒ Eingeschränkte Kontaktfähigkeit

⇒ Beeinträchtigte soziale Integration

## Charakteristik

*Sollten vorhanden sein:*

⇒ Berichtete oder beobachtete Unfähigkeit, Beziehungen zu anderen aufzubauen oder zu erhalten.

*Können vorhanden sein:*

⇒ Beobachtetes oder verbalisiertes Unbehagen in sozialen Situationen;

⇒ Ungenügender Gebrauch oder mißglückter Gebrauch von Fähigkeiten zur Interaktion mit anderen;

⇒ Ungenügendes oder unglückliches Verhalten bei sozialen Interaktionen;

⇒ Gestörte Interaktion mit der Bezugsperson und Angehörigen;

⇒ Aussagen von Bezugsperson und/oder Familienangehörigen über Veränderungen in der Interaktion und dem Lebensstil.

**Strategien**

⇒ Erfassung von ursächlichen und begleitenden Faktoren.
⇒ Erfassung des Kommunikationsmusters und der Reaktionen von Patient und Familie.
⇒ Reduktion von destruktivem Verhalten.
⇒ Förderung von sozialem Verhalten und der Interaktion mit anderen.

**Ziele**

⇒ Berichtet über seine Situation und den kulturellen Hintergrund.
⇒ Patient und/oder Bezugspersonen berichten über die Probleme bei der Interaktion.
⇒ Erkennt und beschreibt destruktive Verhaltensmuster.
⇒ Benennt seine Bedürfnisse, stellt und beantwortet Fragen.
⇒ Akzeptiert pflegebezogene Instruktionen, nimmt aktiv an der Pflege teil.
⇒ Erkennt und nutzt vorhandene oder verfügbare Ressourcen.
⇒ Demonstriert eine gesteigerte Interaktion mit anderen.
⇒ Nimmt professionelle Hilfe an.
⇒ Patient und seine Familie drücken Wohlbehagen und Vertrauen bezüglich der Interaktionen mit den Pflegenden aus.

# Vereinsamungsrisiko

## Definition

Zustand, in dem das Risiko des Kontaktverlust und der Isolierung von den Mitmenschen besteht.

## Synonyme

⇒ Risiko für soziale Isolation

⇒ Risiko für Einsamkeit

## Charakteristik

*Sollten vorhanden sein:*

⇒ Vorliegen von mehreren Risikofaktoren;

⇒ Berichtete Ängste/ Sorgen bezüglich einer drohenden Vereinsamung.

*Risikofaktoren:*

⇒ Chronische Erkrankung; Psychische Störungen/ Erkrankungen;

⇒ Körperliche Beeinträchtigung;

⇒ Örtliche Trennung von Freunden und Familie, Probleme in der Ehe;

⇒ Eingeschränkte Beweglichkeit;

⇒ Mangelnde Zugehörigkeit zu sozialen Gruppen;

⇒ Mangel an sozialer Interaktion und Aktivität;

⇒ Geringe Fähigkeiten, Armut, Arbeitslosigkeit;

⇒ Verlust der Bezugsperson;

⇒ Probleme mit Familie/ Bezugsperson.

**Strategien**

⇒ Erfassung von Risikofaktoren.
⇒ Reduktion oder Eliminierung von ursächlichen oder begleitenden Faktoren.
⇒ Förderung des Patienten in seiner Interaktion mit anderen.

**Ziele**

⇒ Erkennt die Gefühle der Vereinsamung.
⇒ Beschließt, vermehrt soziale Kontakte aufzunehmen.
⇒ Reduziert negatives Verhalten.
⇒ Verbessert seine Interaktion mit anderen.
⇒ Findet Zugang zu anderen Personen.
⇒ Kann andere Sichtweisen seiner Person akzeptieren.
⇒ Unterhält adäquate soziale Kontakte.

# Vereinsamung

## Definition

Ein Zustand, in dem eine Person das Bedürfnis verspürt, verstärkt mit anderen zusammen zu sein, gleichzeitig aber nicht in der Lage ist, Kontakte zu knüpfen.

## Synonyme

⇒ Soziale Isolation

⇒ Einsamkeit

## Charakteristik

*Sollten vorhanden sein:*

⇒ Ausdruck von Alleinsein, Einsamkeit und/oder Zurückweisung;

⇒ Ausdruck von Unzufriedenheit über den Zustand und die Unfähigkeit mit anderen Kontakt und/oder Beziehungen aufzunehmen.

*Können vorhanden sein:*

⇒ Inakzeptables soziales und kulturelles Verhalten;

⇒ Ausgrenzung von anderen Gruppen;

⇒ Körperliche oder psychische Beeinträchtigungen/ Behinderungen;

⇒ Unsicherheit in der Öffentlichkeit;

⇒ Mangel an Freunden, Bezugspersonen und/oder familiärer Unterstützung;

⇒ Mangel an Lebenszielen, Trauer;

⇒ Projektion von Feindseligkeit in Stimme und Verhalten;
⇒ Zurückgezogenheit, geringe Kontaktsuche.

**Strategien**

⇒ Erfassung von ursächlichen oder begleitenden Faktoren.
⇒ Ermittlung von Verhalten und Gefühlen des Patienten.
⇒ Erfassung von vorhanden oder erschließbaren Beziehungen.
⇒ Hilfestellung und Vermittlung von Kontakten zu anderen.
⇒ Förderung von Selbstvertrauen und Interaktion.

**Ziele**

⇒ Berichtet über die Gefühle des Alleinseins, der Traurigkeit und Frustration.
⇒ Benennt die Gründe der Isolation und drückt den Wunsch nach Integration aus.
⇒ Steigert seine Selbstpflegeaktivitäten.
⇒ Stellt mit Hilfe einen Plan zur Förderung seiner sozialen Integrierung auf.
⇒ Interagiert vermehrt mit Personal, Familie und Freunden.
⇒ Berichtet über ein verstärktes Gefühl der sozialen Integration.
⇒ Kennt und nutzt die vorhandenen Ressourcen für die Zukunft.

## Gewalttätigkeitsrisiko

### Definition

Vorhandensein von Risikofaktoren für aggressive Handlungen gegen andere Personen und/oder Einrichtungsgegenstände.

### Synonyme

⇒ Risiko für Aggressivität

### Charakteristik

*Vorhandensein von Risikofaktoren:*

⇒ Psychische Störungen/ Erkrankungen, wie neurologische Störungen, Epilepsie, Kopfverletzungen, Hirntumore, Hirnorganisches Psychosyndrom (HOPS);

⇒ Toxische Reaktion auf Medikamente, Alkohol– und Drogenmißbrauch;

⇒ Erregung, Zorn, Wut;

⇒ Antisoziales Verhalten, angespannte Körperhaltung, Aufregung, Reizbarkeit, Erregung, Drohungen, Feindseligkeiten gegen andere;

⇒ Hinweise auf schon begangene Mißhandlungen;

⇒ Unfähigkeit, Gefühle zu benennen;

⇒ Waffenbesitz, provokatives Verhalten;

⇒ Zielgerichtete Zerstörung von Objekten der Umgebung;

⇒ Substantieller Mißbrauch oder Zurückziehung;

⇒ Verdächtigung von anderen.

## Strategien

⇒ Erfassung des Risikopotentials.

⇒ Reduktion des von ursächlichen und auslösenden Faktoren soweit möglich.

⇒ Schaffung einer entspannten Atmosphäre.

⇒ Förderung einer Bewältigung mit akzeptablem Verhalten.

⇒ Schulung in geeigneten Bewältigungstechniken und Beratung zur professionellen Hilfe.

## Ziele

⇒ Patient kontrolliert seine Aggressionen.

⇒ Patient spricht über seine Aggressionen.

⇒ Patient reduziert sein aggressives Verhalten; er führt niemandem Schaden zu, bedroht niemanden und beschädigt keine Einrichtungsgegenstände.

⇒ Patient nimmt an anstrengenden Übungen in der täglichen Routine teil ohne aggressives Verhalten zu zeigen.

⇒ Patient kennt die Stadien, welche Ärger herbeiführen und beschreibt die Konsequenzen, wenn die Kontrolle versagt.

⇒ Patient drückt das Bedürfnis nach einer fortlaufenden Therapie aus.

## Partnerschaft und Familie

Eine wesentliche Funktion im menschlichen Leben erfüllen die Familie, in der er seine Lebensfähigkeiten entwickelt und Geborgenheit erfährt, sowie die Partnerschaft, in der er seine sexuellen Bedürfnisse erfüllt und Unterstützung für sein seelisches Wohlbefinden bekommt.

Veränderungen in diesem Bereich wirken sich auf die Lebensfreude aus. Sie verunsichern den Menschen und führen zu Beeinträchtigungen des Selbstwerts und des Sozialverhaltens.

Die Pflege kann solche Veränderungen beobachten und gezielt erfassen. Sie sollte es als ihre Aufgabe ansehen, den Klienten zu beraten und ihm – soweit angemessen – professionelle Unterstützung vermitteln.

Zum Aktionsfeld *Partnerschaft und Familie* zählen wir folgende Pflegediagnosen:

⇒ *Sexualitätsänderung*
⇒ *Familienbelastung*
⇒ *Angehörigenrollenbelastung*
⇒ *Elternverhaltensänderung*
⇒ *Stillschwierigkeit*
⇒ *Elternrollenbelastung*

# Sexualitätsänderung

## Definition

Zustand, bei dem ein Mensch Veränderungen seiner gewohnten Sexualität wahrnimmt und darüber besorgt ist.

## Synonyme

⇒ Veränderte Sexualität

## Charakteristik

*Sollten vorhanden sein:*

⇒ Aktuelle oder befürchtete Veränderung im Sexualverhalten, der sexuellen Funktion, oder der sexuellen Identität.

*Können vorhanden sein:*

⇒ Verbalisieren von wahrgenommenen Veränderungen, Sorgen, Problemen;

⇒ Emotionale Reaktionen und/oder verändertes Verhalten, inkl. Ärger, regressive Effekte, Depression, Verweigerung der verordneten Therapie;

⇒ Zurückweisung von sozialen Interaktionen, Abbruch von Beziehungen.

**Strategien**

⇒ Erfassen der ursächlichen und begleitenden Faktoren.

⇒ Klären der Zusammenhänge zwischen Gesundheitszustand und Sexualität.

⇒ Anbieten/ Hinzuziehen von professioneller Hilfe.

**Ziele**

⇒ Bespricht Sorgen und Ängste bezüglich der veränderten Sexualität.

⇒ Beschreibt ein positives Selbstkonzept und Selbsteinschätzung, ohne die vorhandenen Veränderungen zu verleugnen.

⇒ Benennt mindestens eine Auswirkung der Krankheit oder der Therapie auf sein sexuelles Verhalten.

⇒ Demonstriert die Fähigkeit, das Verhalten an die gegenwärtige Situation anzupassen.

⇒ Patient und Partner sprechen über ihre Gefühle bezüglich der Probleme.

⇒ Patient und Partner kontaktieren Unterstützungs- und Beratungsmöglichkeiten.

# Familienbelastung

## Definition

Veränderung der Beziehungen innerhalb der Lebensgemeinschaft durch innere Krise oder äußere Belastungen.

## Synonyme

⇒ Veränderte Familienprozesse

⇒ Beeinträchtigte familiäre Bewältigung

## Charakteristik

*Sollten vorhanden sein:*

⇒ Unfähigkeit des familiären Systems oder mangelnde Bereitschaft der Familienmitglieder die emotionalen oder physischen Bedürfnisse seiner Mitglieder zu befriedigen;

⇒ Unfähigkeit der Familienmitglieder, aufeinander zuzugehen, zu kommunizieren und/oder einander zu helfen.

*Können vorhanden sein:*

⇒ Unklare Familienregeln, Rituale, Symbole, etc.;

⇒ Ungesunde Entscheidungsprozesse innerhalb der Familie;

⇒ Geringe Wertschätzung der Familienmitglieder untereinander;

⇒ Unangemessene Aufrechterhaltung von Grenzen untereinander.

**Strategien**

⇒ Erfassung von ursächlichen und begleitenden Faktoren.

⇒ Mitteilung von wahrgenommenen negativen und schädlichen Reaktionen.

⇒ Förderung von Gesprächen und/oder einer Familienkonferenz.

⇒ Unterstützung der Familie bei der Entwicklung einer angepassten Familienstruktur.

**Ziele**

*Alle betroffenen Familienmitglieder ...*

⇒ sprechen über ihre Gefühle.

⇒ akzeptieren Einschränkungen.

⇒ entwickeln adaptierte Reaktionen.

⇒ übernehmen Verantwortungen, die zuvor vom kranken Familienmitglied getragen wurden.

⇒ erkennen und kontaktieren verfügbare Ressourcen wenn sie benötigt werden.

⇒ kontaktieren kommunale Einrichtungen zur Unterstützung.

# Angehörigenrollenbelastung

## Definition

Beobachtete oder berichtete Schwierigkeiten, die Betreuung Angehöriger zu übernehmen.

## Synonyme

⇒ Beeinträchtigte Fürsorgefähigkeit
⇒ Belastung betreuender Angehöriger

## Charakteristik

*Die Angehörigen berichten über:*

⇒ Schwierigkeiten bei der Durchführung von speziellen Pflegetätigkeiten;
⇒ Unzureichende Ressourcen, die Pflege ausreichend durchzuführen;
⇒ Sorge, den Zustand des Pflegenden nicht aufrecht zu erhalten oder verbessern zu können;
⇒ Sorge, die sonstigen Rollenverpflichtungen nicht mehr wahrnehmen zu können;
⇒ Gefühle des Verlusts, da der zu Pflegende verändert wahrgenommen wird;
⇒ Gefühle der Depression;
⇒ Gefühle von Streß und Angst in Beziehung mit der Pflege;
⇒ Gefühle, daß andere Familienmitglieder nicht bereit sind sich an der Pflege zu beteiligen.

**Strategien**

⇒ Erfassung von ursächlichen und begleitenden Faktoren.

⇒ Förderung einer vertrauensvollen Beziehung.

⇒ Reduktion von belastenden Faktoren soweit möglich.

⇒ Schulung und Beratung zur Steigerung der Pflegekompetenz.

**Ziele**

⇒ Entwickelt eine realistische Beurteilung belastender Situationen.

⇒ Beschreibt die emotionalen Reaktionen in belastenden Situation.

⇒ Verwendet adäquate Bewältigungsstrategien.

⇒ Nutzt vorhandene Unterstützungssysteme und erkannte Ressourcen.

⇒ Demonstriert ein effektives Bewältigungsverhalten bezüglich der Stressoren.

⇒ Zeigt gesteigerte Fähigkeiten zur Pflege.

# Elternverhaltensänderung

## Definition

Unfähigkeit der erziehenden Personen, ausreichende Bedingungen für Wachstum und Entwicklung des Kindes zu schaffen.

## Synonyme

⇒ Fürsorgedefizit der Eltern
⇒ Verändertes Elternverhalten

## Charakteristik

*Sollten vorhanden sein:*
⇒ Ungeeignetes Erziehungsverhalten der Eltern;
⇒ Unangemessenes Verhalten oder Äußerungen;
⇒ Geringe Beachtung der kindlichen Bedürfnisse;
⇒ Äußerungen über Probleme mit der Elternrolle.

*Können vorhanden sein:*
⇒ Unzureichende visuelle, taktile, auditorische Stimulierung;
⇒ Negative Bewertung der kindlichen Eigenschaften;
⇒ Äußerung von Vorbehalten gegenüber dem Kind;
⇒ Negative Aussagen über das Geschlecht;
⇒ Zeichen von psychischen und/oder physischen Verletzungen beim Kind;
⇒ Verbalisieren von mangelnder / fehlender Kontrolle;
⇒ Unangemessene disziplinarische Maßnahmen;
⇒ Wiederholte Unfälle/Verletzungen des Kindes;
⇒ Schlechter Gesundheitszustand oder mangelnde Teilnahme an Gesundheitskontrollen;
⇒ Wachstums- und Entwicklungsrückstand.

**Strategien**

⇒ Ermutigung der Eltern, über ihre Gefühle und Probleme zu reden.
⇒ Förderung der Eltern durch Integration in die Pflege.
⇒ Reduktion von Ursachen und Auslösern.
⇒ Schulung in geeigneten Bewältigungsverhalten und erforderlichen Techniken zur Versorgung des Kindes.

**Ziele**

*Beide Elternteile ...*
⇒ zeigen adäquaten physischen und verbalen Kontakt zu ihrem Kind.
⇒ machen zufriedene Aussagen über ihr Kind.
⇒ demonstrieren korrekte Versorgungstechniken.
⇒ drücken den Willen zum Aufbau und Erhaltung von Beziehungen aus.
⇒ zeigen eine verbesserte Routine im Umgang mit dem Kind.
⇒ kennen den Entwicklungsstand des Kindes.
⇒ spielen mit ihren Kindern.
⇒ erkennen Wege, um Ärger und Frustration auszudrücken ohne das Kind seelisch oder körperlich zu verletzen.

*Das Kind ...*
⇒ zeigt keine Zeichen physischer/psychischer Verletzung.
⇒ ist nicht verhaltensauffällig.
⇒ zeigt keine Angst vor den Eltern.
⇒ ist auf einem altersentsprechenden Entwicklungsstand.
⇒ zeigt offene und erwiderte Zuneigung.

# Stillschwierigkeit

## Definition

Zustand in dem auf Grund einer Störung bei der Mutter oder beim Säugling es zu einer ungenügenden Ernährung des Säuglings kommt oder der Stillvorgang abgebrochen werden muß.

## Synonyme

⇒ Ineffektives Stillen

⇒ Gestörter Stillprozess

## Charakteristik

*Sollten vorhanden sein:*

⇒ Berichtete oder wahrgenommen unzureichende Milchzufuhr durch das Stillen oder Unfähigkeit des Säuglings an der Brustwarze effektiv zu saugen;

⇒ Veränderungen/ Infektionen an der Brust.

*Können vorhanden sein:*

⇒ Störungen beim Stillen, zu kurze Anlegezeiten, ungenügende Entleerung der Brüste;

⇒ Der Säugling ist unruhig an der Brust und trinkt nicht oder nur wenig;

⇒ Der Säugling ist kurze Zeit nach dem Stillen wieder hungrig;

⇒ Ungewöhnliche Gewichtsabnahme des Säuglings;

⇒ Mangelndes Wohlbefinden der Mutter.

**Strategien**

⇒ Erfassung von ursächlichen und begleitenden Faktoren.

⇒ Förderung eines effizienten Stillens, falls möglich.

⇒ Information und Unterweisung zur Umstellung auf Flaschenkost und dem evtl. erforderlichen Abpumpen der Muttermilch.

**Ziele**

*Die Mutter ...*

⇒ beschreibt das Stillen korrekt.

⇒ demonstriert korrektes Stillen.

⇒ versteht die Erfordernis eines Abbruchs des Stillens.

⇒ kann die Milch abpumpen und entsprechend lagern.

⇒ führt eine effiziente Ernährung mit der Flasche durch.

⇒ drückt Zufriedenheit mit dem Stillprozeß aus.

⇒ führt das Stillen nach der Entlassung aus der Klinik weiter.

*Der Säugling ...*

⇒ trinkt an beiden Brüsten in verschieden Positionen.

⇒ Wirkt nach dem Stillen gesättigt und zufrieden.

⇒ Zeigt Gewichtszunahme im erwarteten Rahmen.

# Elternrollenbelastung

## Definition

Zustand, in welchem beide oder ein Elternteil Schwierigkeiten empfinden, um ihrer Funktion und Aufgabe als Eltern gerecht zu werden.

## Synonyme

⇒ Risiko für verändertes Elternverhalten

⇒ Elternrollenkonflikt

## Charakteristik

*Sollten vorhanden sein:*

⇒ Die Eltern drücken Sorge bezüglich der Aufrechterhaltung der Elternrolle aus;

⇒ Die Eltern sind nicht in der Lage oder zeigen keine Bereitschaft zur physischen oder emotionale Versorgung des Kindes.

*Können vorhanden sein:*

⇒ Veränderung in der Eltern-Kind-Interaktion;

⇒ Ungenügende Bewältigungsmechanismen der Eltern;

⇒ Bruch/ Abbruch der elterlichen Fürsorge;

⇒ Äußerungen/ Sorgen zur Veränderung der Elternrolle;

⇒ Die Eltern äußern Gefühle von Schuld, Ärger, Furcht, Besorgnis, über die Folgen der Erkrankung im Zusammenhang mit dem Familienleben.

**Strategien**

⇒ Erfassung von ursächlichen und begleitenden Faktoren.

⇒ Unterstützung in der Bewältigung der aktuellen Situation.

⇒ Förderung von Bewältigungsverhalten und Fertigkeiten zu weiteren Anforderungen.

**Ziele**

*Beide Elternteile ...*

⇒ teilen ihre Gefühle zur gegenwärtigen Situation mit.

⇒ beteiligen sich an der täglichen Versorgung/Pflege des Kindes.

⇒ drücken Gefühle der Kontrolle über die gegenwärtige Situation aus.

⇒ teilen ihre Wissen über die Bedürfnisse zur Gesunderhaltung und Entwicklung des Kindes mit.

⇒ zeigen Wärme und Zuneigung zu ihrem Kind.

⇒ kontaktieren professionelle Hilfe zur Unterstützung.

# Herz– Kreislauffunktion

Veränderungen im Herzkreislaufsystem sind eine natürliche Folge des Alterungsprozesses, sie können aber auch durch das Verhalten des Menschen wie z.B. Fehlernährung oder Nikotingebrauch verursacht werden, sowie durch Verletzungen, therapeutische Maßnahmen oder durch Störungen anderer Körperfunktionen bedingt sein.

Klienten mit Störungen der Herzkreislauffunktion bedürfen einer ausführlichen Beratung und Schulung, um den chronischen Verlauf ihrer Erkrankung zu beherrschen und Komplikationen zu vermeiden. Ist der Patient in seinen eigenen Ressourcen eingeschränkt, müssen die Angehörigen/ Bezugspersonen in den entsprechenden Bereichen geschult werden. Nur durch sorgfältige Prävention kann der Patient langfristig seine gewohnte Lebensqualität erhalten.

Die Pflegediagnosen, die wir im Bereich der Herzkreislauftätigkeit für angebracht halten, beziehen sich auf die Herzleistung, die arterielle und venöse Durchblutung, den Lymphfluss, sowie die mögliche Versorgungsbeeinträchtigung von Geweben.

Denkbar in diesem Bereich sind auch Diagnosen zum Energiefluss und Energiefeld. Da die Pflege gegenwärtig nur in Ausnahmefällen zu diesen Bereichen über Kenntnisse und Erfahrung verfügt, verzichten wir hier auf die Erläuterung dieser Diagnosen.

Pflegediagnosen, die wir im Aktionsfeld Herzkreislauf besprechen, sind folgende:

⇒ Herzleistungseinschränkung
⇒ Gewebsversorgungsbeeinträchtigung
⇒ Arterielle Durchblutungsänderung
⇒ Arterielle Durchblutungsstörung
⇒ Venöse Durchblutungsänderung
⇒ Venöse Durchblutungsstörung
⇒ Lymphflussänderung

## Herzleistungseinschränkung

### Definition

Zustand, in dem ein Mensch eine Veränderung seiner Herzleistung erfährt und seine bisherigen Aktivitäten und seinen Lebensstil an die Einschränkungen anpassen muß.

### Synonyme

⇒ Unzureichende Herzleistung
⇒ Einschränkung der Herzfunktion

### Charakteristik

*Sollten vorhanden sein:*
⇒ Wahrnehmung der veränderten Herzleistung;
⇒ verminderte körperliche Belastbarkeit;
⇒ Herzbeschwerden;
⇒ Angst über die Entwicklung.

*Können vorhanden sein:*
⇒ Herzrhythmusstörungen;
⇒ Kurzatmigkeit, Atemnot;
⇒ Veränderungen an Puls und Blutdruck;
⇒ Schwäche, Müdigkeit, verminderte Belastbarkeit;
⇒ Unsicherheit, Unruhe, Angst;
⇒ Schwindel, Herzklopfen, Synkope;
⇒ Geistige Veränderungen (Gedächtnis, Bewusstseinslage);
⇒ Veränderungen der Organfunktionen (Nieren, Magen-Darm-Trakt );
⇒ Nykturie, Ödeme, Gewichtszunahme.

**Strategien**

⇒ Erfassung von Einschränkungen und Risiken.
⇒ Erhaltung und Förderung der Herzfunktionen.
⇒ Information und Beratung zu möglichen Anpassungen.
⇒ Schulung zur Selbstkontrolle.

**Ziele**

⇒ Erkennt die Zusammenhänge zwischen Herzfunktion und Leistungsfähigkeit.
⇒ Berichtet über seine Gefühle bezüglich der Einschränkung.
⇒ Erhält oder steigert seine Herzleistung.
⇒ Plant Veränderungen in seiner bisherigen Tagesroutine.
⇒ Führt eigenständig Übungen zur Leistungssteigerung durch.
⇒ Berichtet über gesteigertes Wohlbefinden und Sicherheitsgefühl.
⇒ Kennt die Zeichen von Veränderungen.
⇒ Führt therapeutische Maßnahmen zur Erhaltung der Herzfunktion selbständig durch.
⇒ Zeigt stabile Vitalwerte bei Aktivitäten.
⇒ Zeigt keine Gewichtszunahme, keine Ödeme, keine Zeichen von Kurzatmigkeit.
⇒ Hält die Empfehlungen zu Diät, Flüssigkeit, Medikation und Aktivität ein.
⇒ Angehörige zeigen sich informiert über die Situation des Patienten und planen die Zusammenarbeit bei der Behandlung.

# Gewebsversorgungsbeeinträchtigung

## Definition

Risiko für die Schädigung von Geweben durch Beeinträchtigung der Zirkulation in einer Extremität.

## Synonyme

⇒ Risiko für neurovaskuläre Schädigung
⇒ Risiko für Zirkulationsbeeinträchtigung
⇒ Veränderte Gewebsperfusion

## Charakteristik

*Sollten vorhanden sein:*

⇒ Verletzung bzw. risikoreiche Prozedur (z.B. Herzkatheter, Angiographie, Operation einer Extremität);
⇒ Therapeutische Ruhigstellung (Stützverband, Fixateur, Extension, Kompression).

*Können vorhanden sein:*

⇒ Schmerz;
⇒ Durchblutungsveränderung;
⇒ veränderter Ernährungszustand;
⇒ Schwellung;
⇒ Gefühlsveränderung (Taubheit, Kribbeln);
⇒ Bewegungsbeeinträchtigung.

**Strategien**

⇒ Erhebung von Durchblutung und Sensorik vor der geplanten Prozedur/ Immobilisierung.

⇒ Genaue Information von Patient (und Angehörigen) über kritische Zeichen.

⇒ Engmaschige Kontrolle der Entwicklung innerhalb des ersten Tages nach Verletzung/ Manipulation.

**Ziele**

⇒ Patient erfährt keine Beeinträchtigung nach der Verletzung oder Behandlung.

⇒ Die Zirkulation in den Extremitäten bleibt intakt.

⇒ Patient spürt und bewegt jeden Zehen bzw. Finger nach der Anlage eines Stützverbands.

⇒ Patient demonstriert korrekte, empfohlene Körperhaltung.

⇒ Patient und Angehörige drücken Verstehen aus über die Risiken eines veränderten neurovaskulären Zustands und die Notwendigkeit, Beeinträchtigungszeichen sofort zu melden.

# Arterielle Durchblutungsänderung

## Definition

Veränderung des arteriellen Blutstroms, der das Risiko für eine Minderversorgung der nachgeschalteten Gewebestrukturen ergibt.

## Synonyme

⇒ Risiko für arterielle Durchblutungsbeeinträchtigung

⇒ Risiko für Gewebeschädigung

## Charakteristik

*Sollten vorhanden sein:*

⇒ Gesicherte Durchblutungsveränderung wie z.B. Bluthochdruck, Aneurysma, oder Gefäßzugang in einer Schlagader.

*Können vorhanden sein:*

⇒ Verminderte Beweglichkeit;

⇒ Schmerzen, Verletzung, Schwellung im betroffenen Gebiet.

**Strategien**

⇒ Erfassung von ursächlichen und begleitenden Faktoren.

⇒ Durchblutungskontrolle und Kontrolle der Vitalwerte.

⇒ Bewegungseinschränkung und Lagerung zur Sicherung des optimalen Blutflusses.

⇒ Information über Ursachen, Risiken und Behandlungsansätze.

⇒ Verhaltensempfehlungen für die Übernahme der Eigenverantwortung durch den Klienten.

**Ziele**

⇒ Zeigt Vitalwerte im angestrebten Bereich.

⇒ Der Durchblutungszustand ist regelrecht.

⇒ Haut ist gleichmäßig temperiert und rosafarben.

⇒ Klient ist frei von Schmerzen.

⇒ Klient hält Beschränkungen ein und befolgt die Verhaltensempfehlungen.

## Arterielle Durchblutungsstörung

### Definition

Zustand einer verminderten Ernährung von Geweben durch Beeinträchtigung des arteriellen Blutstroms in den Extremitäten.

### Synonyme

⇒ Veränderte periphere arterielle Perfusion
⇒ Periphere Arterielle Durchblutungsbeeinträchtigung

### Charakteristik

*Sollten vorhanden sein:*

⇒ Blasse Haut, Haarlosigkeit, kühle Hauttemperatur in der betroffenen Gliedmaße;
⇒ Schmerzen in Ruhe oder unter Belastung.

*Können vorhanden sein:*

⇒ Verminderte Beweglichkeit;
⇒ Verminderte Sensibilität auf Druck, Temperatur, Verletzung;
⇒ Muskelschwäche, Taubheit, Kribbeln, Adipositas;
⇒ Nagelveränderungen;
⇒ Schlecht heilende Wunden an den Extremitäten.

**Strategien**

⇒ Erfassung von ursächlichen und begleitenden Faktoren.

⇒ Förderung/ Erhaltung des arteriellen Blutflusses.

⇒ Reduktion oder Eliminierung von begleitenden Faktoren.

⇒ Information und Schulung in präventiven und begleitenden Maßnahmen.

**Ziele**

⇒ Drückt Gefühl des Wohlbefindens und Schmerzfreiheit in Ruhe aus.

⇒ Periphere Pulse sind vorhanden.

⇒ Hautfarbe und Temperatur bleiben unverändert.

⇒ Füße sind sauber und frei von Druckstellen.

⇒ Führt empfohlene Bewegungsübungen durch mindestens 2x tgl..

⇒ Nimmt ... kg Gewicht ab pro Woche.

⇒ Führt Entspannungsübungen durch 3x tgl..

⇒ Zeigt Fähigkeit zur Durchführung des verordneten Behandlungsschemas.

⇒ Nennt Risikofaktoren, die das Problem auslösen.

⇒ Hält die empfohlene Diät ein.

# Venöse Durchblutungsänderung

## Definition

Zustand des veränderten venösen Rückflusses aus den unteren Extremitäten, mit dem Risiko für verminderte Ver-, Entsorgung des Gewebes und/oder der Bildung von Gerinnseln.

## Synonyme

⇒ Veränderter venöser Rückstrom

⇒ Thromboserisiko

## Charakteristik

*Sollten vorhanden scin:*

⇒ Faktoren der Virchow'schen Trias: Gefäßwandverletzung, Blutströmungsveränderung, Veränderung der Blutzusammensetzung.

*Risikofaktoren:*

⇒ Höheres Alter;

⇒ Immobilisierung, Verletzungen im Bereich der unteren Extremität, Blutverlust, Blutkrankheit, Flüssigkeitsverlust, Medikamenteneinnahme mit Auswirkungen auf die Blutzusammensetzung;

⇒ Nikotingenuss, Östrogentherapie, Fettsucht, Ernährungsmangel.

**Strategien**

⇒ Risikoerfassung.

⇒ Förderung/ Erhaltung des venösen Rückflusses.

⇒ Reduktion oder Eliminierung von begleitenden Faktoren.

⇒ Information und Hilfestellung zu den therapeutischen Anforderungen.

⇒ Information und Schulung in präventiven und begleitenden Maßnahmen.

**Ziele**

⇒ Zeigt keine klinischen Zeichen einer Embolie.

⇒ Keine Schmerzen, Schwellung, Entzündungszeichen der Beine.

⇒ Berichtet über verstärktes Sicherheitsgefühl und Wohlbefinden.

⇒ Hält die empfohlene Trinkmenge ein.

⇒ Gerinnungsstatus und Blutbild sind stabil m erwünschten Rahmen.

⇒ Beschreibt die präventiven Maßnahmen und vermeidet eine Blutstauung in den unteren Extremitäten.

⇒ Hat regelmäßige Stuhlausscheidung ohne Anstrengung.

⇒ Führt Übungen und Aktivitäten nach Plan durch.

⇒ Demonstriert die Fähigkeit, Techniken für die angeordnete Pflege zu entwickeln.

⇒ Beschreibt Risikofaktoren und äußert den Willen, diese zu vermeiden.

# Venöse Durchblutungsstörung

## Definition

Zustand des veränderten venösen Rückflusses aus den unteren Extremitäten, mit dem Risiko für verminderte Ver-, Entsorgung des Gewebes und/oder der Bildung von Gerinnseln.

## Synonyme

⇒ Beeinträchtigter venöser Rückstrom

⇒ Periphere venöse Versorgungsbeeinträchtigung

## Charakteristik

*Sollten vorhanden sein:*

⇒ Klinische Zeichen von unterbrochenen oder vermindertem venösen Blutrückfluß.

*Können vorhanden sein:*

⇒ Gestaute oberflächliche Venen;

⇒ Hautveränderung: Rötung, Schwellung, Überwärmung;

⇒ Positive Homan's Zeichen (Schmerzen bei Dorsoflexion des Fußes), Wadenschmerz, Druckschmerz in der Kniekehle;

⇒ Angst;

⇒ Empfindungsstörung oder Schmerzen in der betroffenen Extremität;

⇒ Hautulzerationen.

## Strategien

⇒ Ursachenerfassung.
⇒ Förderung/ Erhaltung des venösen Rückflusses.
⇒ Kontrolle des Zustandes, der Vitalfunktion und des Durchblutungszustandes.
⇒ Behandlung eventuell vorhandener Auswirkungen.
⇒ Information und Hilfestellung zu den therapeutischen Maßnahmen.
⇒ Beratung zu präventiven Maßnahmen.

## Ziele

⇒ Befolgt die angeratenen Verhaltensmaßnahmen.
⇒ Zeigt keine Zeichen von Stauung.
⇒ Hautintegrität ist erhalten oder wiederhergestellt.
⇒ Ist informiert über die Risiken und ihre Vermeidung.

# Lymphflussänderung

## Definition

Gesundheitsrisiko und Beschwerden, die sich durch eine Veränderung des Lymphflusses ergeben.

## Synonyme

⇒ Risiko für Lymphstau

## Charakteristik

*Sollten vorhanden sein:*

⇒ Zeichen von Lymphstauung wie Schwellung, Ödeme, Schmerzen, Bewegungsbeeinträchtigung.

*Können vorhanden sein:*

⇒ Vorhergegangene Operation mit Lymphknotenausräumung oder Schädigung der Lymphbahnen;
⇒ Bestrahlung;
⇒ Gewebsverletzung;
⇒ Veränderung der Herzkreislauffunktion;
⇒ Bewegungsbeeinträchtigung;
⇒ Mangelernährung.

**Strategien**

⇒ Ursachenermittlung.
⇒ Verhaltensempfehlung zu Lagerung, Bewegung und Flüssigkeits- & Nahrungszufuhr.
⇒ Unterstützende Behandlung bestehender Gewebeschäden.
⇒ Regelmäßige Kontrolle des Zustands.
⇒ Hinzuziehen der Physiotherapie zur eventuellen Lymphdrainage.

**Ziele**

⇒ Zeigt keine Stauung, keine Beschwerden in der betroffenen Körperregion.
⇒ Befolgt die Verhaltensempfehlungen.
⇒ Nutzt professionelle Unterstützung, soweit angebracht.
⇒ Zeigt einen adäquaten Ernährungszustand.

## Respiratorische Funktion

"Atmen" ist wie keine andere physiologische Grundfunktion mit der Leistung und dem Wohlbefinden des Menschen verbunden. Langsame, fast unmerkliche Atmung steht für Ruhe und Entspannung, schnelle, heftige oder laute Atmung für Anstrengung und Aufregung. Der menschliche Organismus paßt seinen Bedarf an Sauerstoff flexibel den Anforderungen des Verbrauchs an. Ein gesunder Organismus hat ausreichend Reserven, um Belastungen auszugleichen und Einschränkungen zu vermeiden. Kommt es durch Anstrengung zur Überforderung, reagiert der Körper mit Leistungsabfall und reguliert damit wieder den Bedarf.

Störungen in der Atemregulierung, der Atemtiefe, der Frequenz und dem Verhältnis zwischen Ein- und Ausatmung beinhalten Risiken für den gesamten Organismus, der auf eine ausreichende Sauerstoffsättigung angewiesen ist. Die Ursachen für Störungen können durch Erkrankungen, therapeutische Einschränkungen, durch persönliches Fehlverhalten oder durch Umweltbelastungen ausgelöst werden.

*Schwerpunkte der Pflege sind:*

⇒ Genaue Erfassung und Beurteilung von Einschränkungen und persönlichen Ressourcen.

⇒ Information und Schulung zu günstigen präventiven bzw. therapeutischen Maßnahmen.

⇒ Hinzuziehen von anderen Berufsgruppen, wenn die Beeinträchtigung die Zeit und Fähigkeiten der Pflege überfordert.

Im Aktionsfeld *Atmung* beschreiben wir folgende Pflegediagnosen :

⇒ Atemmusteränderung
⇒ Atemwegsreinigungsbeeinträchtigung
⇒ Gasaustauschsbeeinträchtigung
⇒ Atmungsunfähigkeit.

# Atemmusteränderung

## Definition

Zustand, in dem eine Person Veränderungen von Atemfrequenz, -tiefe und dem Verhältnis von Inspiration und Exspiration zeigt, die bei Weiterbestehen die Gesundheit bedrohen.

## Synonyme

⇒ Eingeschränkte Atmung

⇒ Ineffektives Atemmuster

## Charakteristik

*Sollten vorhanden sein:*

⇒ Veränderungen in Atemtiefe, Frequenz oder Rhythmus.

*Können vorhanden sein:*

⇒ Berichtete Schmerzen bei der Atmung;

⇒ Äußerungen über Müdigkeit, Erschöpfung;

⇒ Abnormale Blutgase, verminderte $O_2$ Sättigung;

⇒ Husten, Zyanose, Dyspnoe, Tachypnoe;

⇒ Nasenflügel aufgebläht, Benutzung von Hilfsmuskulatur, Atmung mit gespitzten Lippen, verlängerte Expiration.

**Strategien**

⇒ Erfassung von ursächlichen und begleitenden Faktoren.

⇒ Reduktion belastender Faktoren.

⇒ Erhaltung und Steigerung der Ventilation.

⇒ Kontrolle auf und Vermeidung von Komplikationen.

⇒ Information und Schulung des Patienten in adäquaten Atemübungen.

**Ziele**

⇒ Atemfrequenz ist innerhalb normaler Grenzen.

⇒ Äußert Wohlbefinden beim Atmen.

⇒ Berichtet, daß er sich ausgeruht fühlt.

⇒ Demonstriert korrekte Atemübungen mit tiefer Zwerchfellatmung und gespitzten Lippen.

⇒ Führt Atemübungen mit und ohne Gerätehilfe mindestens alle 2 Stunden oder nach Anordnung durch.

⇒ Bringt durch sein Verhalten zum Ausdruck, daß er die Bedeutung der Atemübungen versteht.

⇒ Führt mehrmals täglich Entspannungsübungen durch.

# Atemwegsreinigungsbeeinträchtigung

## Definition

Zustand, in dem die natürliche Reinigung der Atemwege erschwert ist und Sekrete nicht ausreichend abgehustet werden können.

## Synonyme

⇒ Ineffektive Atemwegsreinigung

## Charakteristik

*Sollten vorhanden sein:*

⇒ Unzureichendes oder fehlendes Abhusten von Bronchialsekret;
⇒ Abnorme Atemgeräusche (Rasseln, Brodeln, Keuchen, Stridor, Giemen).

*Können vorhanden sein:*

⇒ Veränderte Atmung – Tiefe, Rhythmus, Frequenz;
⇒ Zyanose, Dyspnoe, Tachypnoe.

## Strategien

⇒ Erfassung von ursächlichen und begleitenden Faktoren.
⇒ Reduktion oder Eliminierung von ursächlichen und begleitenden Faktoren, soweit möglich.
⇒ Information und Schulung von Abhusttechniken und Atemübungen.

## Ziele

⇒ Hustet sein Sekret effektiv ab.
⇒ Keine abnormalen Atemgeräusche.
⇒ Thorax Röntgen ist ohne Befund.
⇒ Keine abnormalen Veränderungen im Sputum.
⇒ Trinkt adäquate Flüssigkeitsmenge täglich.
⇒ Blutgase und Sauerstoffsättigung im Normbereich.
⇒ Beschreibt die adäquate Flüssigkeitszufuhr.
⇒ Kann sein Sputum auf Veränderungen beobachten.
⇒ Demonstriert kontrollierte Hustentechniken.
⇒ Führt Atemtherapie selbständig durch.
⇒ Meldet Symptome, die eine medizinische Intervention notwendig machen.

# Gasaustauschbeeinträchtigung

## Definition

Beeinträchtigte Zellatmung infolge unzureichendem Austausch oder Transport von Sauerstoff und Kohlendioxid zwischen den Alveolen und dem Gefäßsystem.

## Synonyme

⇒ Sauerstoffmangel

⇒ Ineffektiver Gasaustausch

## Charakteristik

*Sollten vorhanden sein:*

⇒ Veränderung des Atemmusters; Angestrengte Atmung;

⇒ Veränderte Blutgase; veränderte Vitalzeichen;

⇒ Angst "zu ersticken", "keine Luft mehr zu bekommen".

*Können vorhanden sein:*

⇒ Aufrechte Haltung, Ringen nach Luft;

⇒ Atmen mit verlängerter Expiration und ziehender Inspiration;

⇒ Verminderte Sauerstoffsättigung;

⇒ Veränderte Hautfarbe (Röte, Blässe, Zyanose);

⇒ Kreislaufzentralisierung/ kühle Extremitäten;

⇒ Kaltschweißigkeit;

⇒ Angst, Unruhe, Reizbarkeit, Verwirrung, veränderter mentaler Status;
⇒ Bewußtseinsbeeinträchtigung, Schwindel, Müdigkeit, Somnolenz, Koma;
⇒ Veränderungen der Organfunktionen (Nieren, Magen-Darm, Leber).

**Strategien**

⇒ Erfassung der Ursachen.
⇒ Reduktion des Sauerstoffverbrauchs.
⇒ Erhöhung des Sauerstoffangebots.
⇒ Förderung von Gasaustausch und normaler Ventilation.

**Ziele**

⇒ Atmet selbständig.
⇒ Zeigt keine Atemnot oder Zyanose.
⇒ Pulsoximetrie zeigt mehr als 93%.
⇒ Führt Aktivitäten ohne Atemnot aus.
⇒ Ist wach, orientiert zu Zeit, Umgebung und Personen.
⇒ Zeigt keine Zeichen von Dehydrierung oder Flüssigkeitsstauung.
⇒ Hustet seine Sekrete ab, hat normale Atemgeräusche.
⇒ Versteht den Zusammenhang zwischen Einschränkung und Atemnot bei Belastung.

# Atmungsunfähigkeit

## Definition

Unfähigkeit, durch eigene Kraft ausreichende Atembewegungen durchzuführen.

## Synonyme

⇒ Unfähigkeit zu längerer Spontanatmung

⇒ Entwöhnungsschwierigkeit

## Charakteristik

*Sollten vorhanden sein:*

⇒ Gefühl und Zeichen von Atemnot;

⇒ Erschöpfung;

⇒ Veränderung der Vitalwerte;

⇒ Veränderung des Atemmusters;

⇒ Blutgasveränderungen.

*Können vorhanden sein:*

⇒ Zyanose, Blässe;

⇒ Haltungsveränderung;

⇒ Angst, Panik;

⇒ Wunsch nach Maschinenbeatmung;

⇒ Bewusstseinseintrübung;

⇒ Desorientierung;

⇒ Konzentration auf die Atmung;

⇒ Stoffwechselveränderung.

**Strategien**

⇒ Erfassung der Ursachen.

⇒ Verringerung der Leistungsanforderungen, Unterstützung bei den Lebensaktivitäten.

⇒ Atemerleichternde Lagerung, falls angemessen Sauerstoffzufuhr.

⇒ Assistenz bei eventuell angeordneter Maschinenbeatmung.

⇒ Überwachung der Vitalfunktionen.

⇒ Beruhigung und Angstabbau durch Anwesenheit und Anerkennung von Erfolgen (positive Feedbacks).

**Ziele**

⇒ Atmet selbständig ohne Zeichen von Erschöpfung.

⇒ Zeigt keine Atemnot oder Zyanose.

⇒ Atmungsspezifische Labor- und Messparameter sind im Normbereich.

⇒ Führt Aktivitäten ohne Atemnot aus.

⇒ Ist wach, orientiert zu Zeit, Umgebung und Personen.

⇒ Zeigt keine Zeichen von Angst oder Panik.

⇒ Erfährt keine Bedrohung durch maschinelle Beatmung.

⇒ Äußert Zufriedenheit mit den erreichten Erfolgen bei der selbständigen Atmung.

⇒ Äußert Wohlbefinden mit der notwendigen Unterstützung.

## Motorische Funktion

Körperliche Beweglichkeit bezieht sich auf die Funktionalität der Gelenke, der Bänder und die erforderliche Kraft der Muskulatur zur Bewegung. Die Beweglichkeit ist durch individuelles Training und durch Konditionieren zu beeinflussen. Störungen der Beweglichkeit können durch Verletzungen oder Erkrankungen der Gelenke und der Muskeln verursacht werden. Der betroffene Mensch kann Bewegungen nur noch eingeschränkt oder unter Schmerzen durchführen und verliert so einen Teil seiner bisherigen Aktivität und Selbständigkeit. Der Mensch ist dabei nicht immobil sondern nur eingeschränkt.

*Eingeschränkte Beweglichkeit*
Bewegungseinschränkungen werden am schnellsten überwunden, wenn eine kontinuierliche Betreuung im Team erfolgt. Die Therapie durch die Medizin und/ oder die Physiotherapie kann durch die Pflege fortgeführt, ergänzt und effizienter werden. Bewegungsabläufe lassen sich in der täglichen pflegerischen Versorgung auf sehr vielfältige Weise unterstützen und die Prävention von Komplikationen z.B. durch eine starre Lagerung erfordert von Pflege eine umfassende Betreuung und Beobachtung.

*Risiko für Immobilitätsfolgen*
Durch die Einschränkung von Bewegung und Mobilität entsteht für den Organismus ein erhöhtes Risiko für Sekundärschäden. Begrenzungen der Mobilität führen zu einer erhöhten Belastung von Haut- und Gewebe

durch erhöhten und verlängerten Lagerungsdruck, sie reduzieren den venösen Rückfluß durch einen herabgesetzten Muskeltonus in den unteren Extremitäten und sie können eine freie und tiefe Respiration behindern.

Sekundärerkrankungen nach Einschränkung der motorischen Funktionen sind in der klinischen Therapie keine Seltenheit. Durch ein frühzeitig erfaßtes Risiko und entsprechende Präventionen können sie jedoch fast vollständig vermieden werden.

Die Diagnose "Risiko für Inaktivitätsfolgen" umfasst das allgemeine Risiko für Sekundärerkrankungen. Tritt ein einzelnes Risiko in den Vordergrund, so sollte eine spezifische Diagnose gewählt werden, weil damit der erweiterte Handlungsbedarf und Pflegeaufwand dokumentiert wird.
Schwerpunkte der Pflege im Bereich der Bewegung sind:

⇒ Erfassung von Einschränkungen und bestehenden Risiken für Sekundärerkrankungen.
⇒ Erhalt der vorhandenen Beweglichkeit und Aktivierung von Alternativen.
⇒ Prävention von Komplikationen und Sekundärerkrankungen.
⇒ Information und Schulung über erforderliche Anpassungen im täglichen Alltag.

Dazu werden wir folgende Pflegediagnosen besprechen:

⇒ Bewegungsbeeinträchtigung
⇒ Risiko für Inaktivitätsfolgen

# Bewegungsbeeinträchtigung

## Definition

Einschränkung der körperlichen Beweglichkeit durch physische oder therapeutische Begrenzungen.

## Synonyme

⇒ Eingeschränkte Beweglichkeit

⇒ Eingeschränkte Mobilität

## Charakteristik

*Sollten vorhanden sein:*

⇒ Schwierigkeiten beim Bewegen eines Körperteils und/oder

⇒ Unfähigkeit zu gezielter und selbständigen Bewegung innerhalb der Umgebung.

*Können vorhanden sein:*

⇒ Verminderte Muskelkraft;

⇒ Koordinationsstörung;

⇒ Begrenzung der Bewegungsmöglichkeit (Bettruhe, Versteifung, Lagerung);

⇒ Widerstand gegen Bewegungsversuche;

⇒ Eingeschränktes Gedächtnis oder intellektuelle Kapazität;

⇒ Unsicherheit, Angst vor der Durchführung von Aktivitäten;

⇒ Schmerzen beim Bewegen.

**Strategien**

⇒ Erfassung von ursächlichen und begleitenden Faktoren.

⇒ Erhalt der vorhandenen Beweglichkeit und Aktivierung von Alternativen.

⇒ Förderung/ Reaktivierung der Beweglichkeit.

⇒ Information und Schulung über erforderliche Anpassungen im täglichen Alltag.

**Ziele**

⇒ Erhält die vorhandene Beweglichkeit.

⇒ Entwickelt keine Komplikationen.

⇒ Erreicht den beschriebenen, geplanten Grad der Mobilität.

⇒ Führt mit Hilfestellung Bewegungsübungen durch.

⇒ Führt selbständig Bewegungsübungen durch.

⇒ Plant Folgebetreuung wie z.B. physikalische Therapie.

⇒ Drückt seine Gefühle über die Beeinträchtigung aus.

⇒ Zeigt Sicherheit und Selbstvertrauen bei Aktivitäten.

⇒ Äußert Schmerzerleichterung.

# Risiko für Inaktivitätsfolgen

## Definition

Risiko für die Verschlechterung des Gesundheitszustands infolge verordneter oder unvermeidbarer Bewegungseinschränkung.

## Synonyme

⇒ Risiko für Immobilitätsfolgen

⇒ Risiko für Folgen der Bewegungsbeeinträchtigung

## Charakteristik

*Vorhandenes Risiko für multiple Veränderungen wie:*

⇒ Haut-/ Gewebeschädigung (Dekubitus);

⇒ Atmungsprobleme (Pneumonie);

⇒ Durchblutungsveränderung (Thrombose);

⇒ Veränderungen des Bewegungsapparates (Kontraktur);

⇒ Veränderte Urinausscheidung (Harnverhalt/ Harnwegsinfekt/ Steinbildung);

⇒ Veränderte Stuhlausscheidung (Obstipation);

⇒ Veränderungen der Wahrnehmung und Bewußtsein;

⇒ Veränderung des Stimmung (Depression/ Aggression), mentale Veränderung (veränderte Denkprozesse).

**Strategien**

⇒ Erfassung von möglichen Risikofaktoren im Zusammenhang mit der verlängerten Bewegungseinschränkung.
⇒ Erhaltung/ Förderung der physiologischen Funktionen.
⇒ Unterstützung bei den täglichen Aktivitäten.
⇒ Information und Schulung zu präventiven Maßnahmen.

**Ziele**

⇒ Zeigt keine Veränderung der mentalen, sensorischen oder motorischen Funktionen.
⇒ Entwickelt keine Homans-Zeichen oder andere Zeichen einer Durchblutungsbeeinträchtigung.
⇒ Vitalwerte sind im normalen Bereich.
⇒ Zeigt eine normale Atemfunktion.
⇒ Zeigt ein normales Ausscheidungsmuster.
⇒ Nimmt aktiv an der Umgebung teil und erfährt keine Veränderungen im seelischen / geistigen Bereich.
⇒ Nimmt ausreichend Nahrung u. Flüssigkeit zu sich.
⇒ Entwickelt keine Versteifungen, Druck- und Hautschäden.
⇒ Befolgt die empfohlenen Verhaltensmaßnahmen, führt regelmäßige und geeignete Übungen durch, um mögliche Folgen zu verhindern.
⇒ Klient, Familie und/oder die Bezugspersonen erörtern die Einschränkungen, die Probleme und die Gefühle bezüglich der Bewegungseinschränkung und nutzen adäquate Bewältigungstechniken.

## Leistungsfähigkeit

Aktivitäten nach den individuellen Bedürfnissen und Vorstellungen durchzuführen, gehört zur Unabhängigkeit des Menschen. Jeder Mensch hat einen anderen Leistungsgrad, der durch Entwicklung und Training bestimmt wurde. Über den Lauf der Lebensspanne erlebt der Mensch eine Zunahme im Rahmen der körperlichen Entwicklung und ein Abnahme der Leistungsfähigkeit mit fortschreitendem Alter.

Besteht ein Mißverhältnis zwischen gewünschter und tatsächlich erreichter Aktivität, so kann dies zu erheblichen körperlichen und psychischen Problemen führen.

Einschränkungen der Leistungsfähigkeit entstehen meist in drei spezifischen Bereichen, durch Beeinträchtigung des Herzkreislaufsystems, durch Atemwegserkrankungen und durch lange Bettlägerigkeit.

Nicht zu trennen von der Aktivität und Leistung ist der Bedarf für Ruhe und Erholung.

Jeder Mensch braucht ein ausreichendes Maß an ungestörter Ruhe nach jeder Anstrengung, um seinen Energiehaushalt zu regenerieren. Entstehen in den körperlichen oder seelischen Bereichen Veränderungen, so kann dies dazu führen, daß die Fähigkeit, zu schlafen, beeinträchtigt wird.

Besteht zwischen Leistungsanforderungen und Erholungsmöglichkeit ein Mißverhältnis, so kommt es zu Erschöpfung. Dies ist ein Zustand, in dem der Mensch über keine Kraftreserven mehr verfügt.

Die Pflegediagnosen im Bereich der Leistung und Erholung sind folgende:

⇒ Leistungseinschränkung
⇒ Erschöpfung
⇒ Schlafstörung

# Leistungseinschränkung

## Definition

Zustand geringer körperliche Handlungsfähigkeit, wodurch selbst bei der Ausübung einfacher Aktivitäten extreme Müdigkeit, Kurzatmigkeit, Schmerzen und andere Symptome der Überlastung verursacht werden.

## Synonyme

⇒ Leistungsschwäche
⇒ Eingeschränkte Belastbarkeit
⇒ Aktivitätsintoleranz

## Charakteristik

*Sollten vorhanden sein:*

⇒ Veränderung der Atmung (Dyspnoe, Kurzatmigkeit, erhöhte Frequenz);
⇒ Veränderung im Puls (schwach, tachykard, arrhythmisch);
⇒ Veränderung im Blutdruck (Hypotonie).

*Können vorhanden sein:*

⇒ Klage über Müdigkeit, Schwäche, Überanstrengung;
⇒ Blässe, Zyanose;
⇒ Kollaps;
⇒ Verwirrung;
⇒ Bewegungsunfähigkeit.

**Strategien**

⇒ Überwachung der individuellen Reaktion während und nach Aktivitäten.

⇒ Stufenweise Förderung der Aktivität.

⇒ Schutz vor Überlastung.

⇒ Einbeziehung von geeigneten Hilfsmitteln, familiärer Unterstützung und Anpassung der Umgebung.

**Ziele**

⇒ Äußert den Wunsch zu steigernder Aktivität.

⇒ Hält die empfohlenen Beschränkungen ein.

⇒ Steigert seine Aktivitäten unter Beachtung eines Stufenplans - ohne Zeichen von Kurzatmigkeit oder Schmerzen.

⇒ Erlangt die erwünschte Muskelkraft wieder.

⇒ Führt regelmäßige krankengymnastische Übungen durch.

⇒ Hilft bei der Durchführung der Selbstfürsorgeaktivitäten.

⇒ Blutdruck, Puls und Atmung sind im normalen Bereich während der Aktivitäten.

⇒ Demonstriert Fertigkeit beim Sparen von Energie während der Durchführung von Aktivitäten.

# Erschöpfung

## Definition

Erdrückendes Gefühl der Verausgabung und Unvermögen zu körperlicher, geistiger und seelischer Anstrengung.

## Synonyme

⇒ Physische und psychische Überlastung

⇒ Ermüdung

## Charakteristik

*Sollten vorhanden sein:*

⇒ Berichtete oder beobachtete körperliche oder psychische Erschöpfung.

*Können vorhanden sein:*

⇒ Neigung zu Unfällen;

⇒ Eingeschränkte Leistung;

⇒ Desinteresse an der Umgebung;

⇒ Seelische Labilität, Reizbarkeit;

⇒ Selbstisolation, Lethargie;

⇒ Eingeschränkte Libido;

⇒ Gefühl der Unfähigkeit, Routinetätigkeiten durchzuführen.

**Strategien**

⇒ Erfassung von ursächlichen und begleitenden Faktoren.

⇒ Erhaltung von Leistungsfähigkeit und Aktivität.

⇒ Schulung in Prävention und Energieerhaltung.

**Ziele**

⇒ Beschreibt den Zusammenhang zwischen Erschöpfung, dem Krankheitsprozeß und dem Aktivitätsgrad.

⇒ Setzt mindestens 3 verschiedene adäquate Maßnahmen in der täglichen Routine zur Verbesserung der Energie ein.

⇒ Diskutiert den Zusammenhang zwischen Erschöpfung und Krankheitsprozeß.

⇒ Reguliert seine Aktivität und paßt sie dem jeweiligen Energiegrad an.

⇒ Berichtet über Zunahme der Energie.

⇒ Steigert seine Nahrungszufuhr.

⇒ Formuliert einen eigenen Plan, um seine Probleme hinsichtlich des Energiehaushalts zu lösen.

# Schlafstörung

## Definition

Unfähigkeit zur Erfüllung des individuellen Schlaf- oder Erholungsbedarfs durch innere Faktoren und/oder Bedingungen in der Umgebung.

## Synonyme

⇒ Unterbrochener Schlaf

⇒ Verändertes Schlafmuster

## Charakteristik

*Sollten vorhanden sein:*

⇒ Berichtete oder beobachtete Schlafstörungen.

*Können vorhanden sein:*

⇒ Müdigkeit und unerwartetes Schlafen am Tag;

⇒ Verhaltensveränderungen: Desorientierung, erhöhte Reizbarkeit, Lethargie, Unruhe;

⇒ Körperliche Zeichen: dunkle Augenringe, häufiges Gähnen, hängende Augenlider, Zittern, verändertes Sprechverhalten.

**Strategien**

⇒ Erfassung von ursächlichen und begleitenden Faktoren.

⇒ Optimierung der Umgebung/ Ausschaltung von störenden Faktoren.

⇒ Information und Schulung in alternativen Schlaf fördernden Techniken.

**Ziele**

⇒ Berichtet über Faktoren, die den Schlaf verhindern oder stören.

⇒ Äußert, daß er sich ausgeruht und erholt fühlt.

⇒ Kann seinen Schlafbedarf ausreichend befriedigen.

⇒ Entwickelt keine körperlichen und psychischen Symptome für Schlafentzug.

⇒ Nutzt Möglichkeiten zur Schlafförderung.

⇒ Führt Entspannungsübungen vor der Bettruhe durch.

# Ernährung

Wachstum, Entwicklung und Leistung des Menschen sind stark von seiner Ernährung abhängig. Menschen ohne ausreichende oder ausgeglichene Nahrungszufuhr erleben Einschränkungen in Leistung und Wohlbefinden. Der Mensch erlebt in seiner Lebensspanne einen Wechsel in der Nahrungsaufnahme, von der Abhängigkeit (Stillen und Füttern durch die Mutter) bis zur völligen Selbständigkeit, die wiederum durch Krankheit oder Hilfebedürftigkeit im Alter erneut eingeschränkt sein kann. Veränderungen im Ernährungsverhalten können zur Mangelernährung oder zu Überernährung mit ihren jeweils spezifischen Problemen für die Gesundheit führen.

Im Aktionsfeld Ernährung erläutern wir folgende Pflegediagnosen:

⇒ Mangelernährung

⇒ Überernährung

⇒ Schluckstörung

⇒ Saug-Schluckstörung des Säuglings

*Ernährungsmangel*

Mangelnde Ernährung führt zur Abnahme der Leistungsfähigkeit, schränkt Entwicklung und Wachstum ein und beeinträchtigt die Fähigkeit zur Gesunderhaltung.

Besonders, wenn Menschen in ihrer Selbständigkeit eingeschränkt sind, bedarf es einer kontinuierlichen Überwachung der Nahrungszufuhr und einer fortlaufenden Motivation und Betreuung. Die Präsentation

und die Gestaltung der Nahrung spielen dabei eine wichtige Rolle. Überernährung ist ein Problem der Wohlstandsgesellschaft. Die Vorstellungen von einem idealen Körpergewicht sind stark von kulturellen und gesellschaftlichen Vorstellungen geprägt. Ein erhöhtes Körpergewicht stellt für den menschlichen Organismus eine starke Belastung dar, die vielfältige Probleme und Erkrankungen nach sich ziehen kann. Jeder Mensch trifft für sich die Entscheidung, ob er mit seinem Körpergewicht zufrieden ist oder nicht. Die Pflegediagnose sollte grundsätzlich erst dann gewählt werden, wenn der Patient eine Änderung von sich aus wünscht und dazu Hilfe benötigt oder wenn ein gesundheitlicher oder therapeutischer Zwang zu einer Gewichtsreduktion besteht.
Schluckstörungen können durch verschiedene Störungen bei allen Altersgruppen auftreten. Schluckstörungen führen zu einer verminderten Nahrungsaufnahme und, wenn neurologische Störungen vorliegen, zu einem erhöhten Aspirationsrisiko.

*Saug-Schluckstörung des Säuglings*
Die Entwicklung des Säuglings ist von seiner Fähigkeit zur Nahrungsaufnahme abhängig. Bestehen aus irgendwelchen Gründen Beeinträchtigungen der Schluck- oder Saugfähigkeit, so kann dies rasch ernste Konsequenzen für die Gesundheit des Säuglings nach sich ziehen. Die Aufgabe der Pflege ist es daher, zusammen mit den Eltern den Neugeborenen und sein Trinkverhalten genau zu beobachten, und die neue Mutter/ Eltern über sämtliche Aspekte der Säuglingsernährung genau zu informieren und zu beraten.

# Mangelernährung

## Definition

Zustand, in dem ein Mensch keine ausreichende Nahrung zuführt oder die zugeführte Nahrung nicht genügend auswerten kann, und dadurch eine Gewichtsabnahme unter das normale Gewicht erfährt.

## Synonyme

⇒ Unzureichende Ernährung

⇒ Ernährungsdefizit

## Charakteristik

*Sollten vorhanden sein:*

⇒ Beobachtbare geringe Nahrungszufuhr;

⇒ Geäußerte Appetitlosigkeit oder häufiges Erbrechen.

*Können vorhanden sein:*

⇒ Gewichtsabnahme;

⇒ Abneigung gegen Essen;

⇒ Bauch-/ Magenschmerzen, Diarrhöe;

⇒ Häufiges/ regelmäßiges Erbrechen nach den Mahlzeiten;

⇒ Auffallend erhöhte körperliche Aktivitäten/ Unruhe;

⇒ Mangelndes Interesse am Essen;

⇒ Verdauungsschwierigkeiten;

⇒ Schwächegefühl; schlechter Allgemeinzustand;

⇒ Unzureichende zugeführte Nahrungsmenge/ Nahrungsverweigerung;

⇒ Entzündete Mundhöhle; Schluckstörungen;
⇒ Bewusstseinseinschränkung, -beeinträchtigung.

**Strategien**

⇒ Erfassung und Behandlung der ursächlichen Faktoren.
⇒ Normalisierung des Körpergewichts und Normalisierung des Essverhaltens.
⇒ Information/ Beratung über Möglichkeiten zur Ernährungsverbesserung.
⇒ Hinzuziehen von professioneller Unterstützung.

**Ziele**

⇒ Zeigt normales Gewicht.
⇒ Äußert zunehmenden Appetit.
⇒ Zeigt keine Zeichen von Übelkeit und Erbrechen.
⇒ Gewichtszunahme. Im gewünschten Rahmen
⇒ Isst die angebotenen Speisen vollständig:
⇒ Beschreibt die Ursachen, die sein Essverhalten beeinträchtigen.
⇒ Toleriert eventuelle Sondennahrung ohne Nebenwirkungen.
⇒ Klient und Angehörige äußern Verstehen des Nahrungsbedarfs und planen entsprechende Zufuhr.
⇒ Klient und Angehörige demonstrieren korrekte Durchführung der Sondenernährung.

# Überernährung

## Definition

Beobachtbares oder berichtetes Verhalten, bei dem eine deutlich größere Nahrungsmenge zugeführt wird, als zur Aufrechterhaltung der Gesundheit notwendig ist.

## Synonyme

⇒ Exzessive Ernährung

⇒ Erhöhte Nahrungszufuhr

## Charakteristik

*Sollten vorhanden sein:*

⇒ Berichtete oder wahrgenommene Unzufriedenheit mit der Situation und dem persönlichen Eßverhalten;

⇒ Körpergewicht 10% oder mehr über dem Idealgewicht;

⇒ Gesundheitlich bedingter Zwang zur Gewichtsreduktion.

*Können vorhanden sein:*

⇒ Gestörtes Eßverhalten und falsches Ernährungsmuster, wie z.B. Schwerpunkt der Nahrungsaufnahme am Abend oder in der Nacht;

⇒ Essen zur Befriedigung von seelischen Bedürfnissen, bei Langeweile oder bei Streß ohne Hunger;

⇒ Hochkalorische Nahrungsaufnahme zwischen oder nach den normalen Mahlzeiten (z.B. Schokolade, Pralinen etc.).

**Strategien**

⇒ Erfassung und Behandlung der ursächlichen und begleitenden Faktoren.

⇒ Psychische Unterstützung bei der Abnahme.

⇒ Information und Beratung zur Gesundheitsrisiken durch Überernährung, zu Präventionsmöglichkeiten und Gewichtskontrolle.

**Ziele**

⇒ Äußert das Bedürfnis, sein Gewicht zu reduzieren.

⇒ Reduziert sein Gewicht nach Plan und nähert sich seinem Normalgewicht.

⇒ Berichtet über seine Gefühle bezüglich der diätetischen Einschränkungen.

⇒ Zeigt Bemühungen, interne und externe Risikofaktoren zu verringern oder ausschalten.

⇒ Hält seine Nahrungs- und Trinkempfehlungen ein und stellt korrekte Mahlzeiten zusammen.

⇒ Führt körperliche Übungen aus und zeigt zunehmende Aktivitätsbereitschaft.

⇒ Demonstriert Interesse an seiner Gesundheit: sucht Kontakt zu Interessengruppen, fordert und liest Informationsmaterial, erörtert Fragen zu seiner Gesundheit mit den Bezugspersonen.

# Schluckstörung

## Definition

Ein Zustand, in dem ein Mensch Schwierigkeiten hat oder unfähig ist, normal zu schlucken und dadurch in der oralen Nahrungsaufnahme eingeschränkt ist.

## Synonyme

⇒ Eingeschränkte Schluckfähigkeit

## Charakteristik

*Sollten vorhanden sein:*

⇒ Berichtete oder beobachtete Schwierigkeiten, flüssige und feste Speisen zu schlucken.

*Können vorhanden sein:*

⇒ Aspiration beim Schlucken;

⇒ Würgen, husten oder Verbleib der Nahrung im Mund.

## Strategien

⇒ Erfassung der Schluckprobleme und ihrer Begleiterscheinungen.

⇒ Reduktion von auslösenden Faktoren soweit möglich.

⇒ Erhaltung der Ernährung.

⇒ Unterstützung/ Schulung in einer angepaßten Schlucktechnik.

## Ziele

⇒ Schluckt Speisen selbständig, ohne Husten oder Würgen.

⇒ Trinkt mit Trinkhilfe mindestens 1500 ml pro Tag, ohne sich zu verschlucken.

⇒ Nimmt mindestens 6mal täglich jeweils kleine Nahrungsmengen ein.

⇒ Zeigt stabiles Körpergewicht.

⇒ Übt mindestens 4mal täglich seine Gesichts- und Kaumuskulatur nach Plan.

⇒ Mundschleimhaut ist intakt und feucht.

⇒ Patient und/oder Bezugspersonen demonstrieren korrekte Eßtechniken und Hilfestellungen, um das Schlucken optimal zu fördern.

# Säuglingsschluckstörung

## Definition

Störung der Nahrungsaufnahme durch die eingeschränkte Fähigkeit des Säuglings, zu saugen oder das Saugen und Schlucken zu koordinieren.

## Synonyme

⇒ Unzureichende Nahrungsaufnahme des Säuglings

⇒ Saug-/Schluckstörung des Säuglings

## Charakteristik

*Sollten vorhanden sein:*

⇒ Unfähigkeit, effektives Saugen zu beginnen oder beizubehalten;

⇒ Unfähigkeit, Saugen, Schlucken und Atmen zu koordinieren.

*Können vorhanden sein:*

⇒ Würgereiz oder Erbrechen nach oder während der Nahrungsaufnahme.

**Strategien**

⇒ Erfassung der Störung und der begleitenden Faktoren.

⇒ Erhaltung einer ausreichenden Kalorienzufuhr.

⇒ Förderung des natürlichen Stillvorgangs.

**Ziele**

⇒ Das Neugeborene erreicht innerhalb von 10 Tagen wieder das Geburtsgewicht.

⇒ Das Neugeborene zeigt die Fähigkeit zum effektiven Saugen und Schlucken.

⇒ Zeigt normalen Hautturgor, feuchte Schleimhäute und weiche, flache Fontanellen.

⇒ Hat ein spezifisches Uringewicht zwischen 1003 g/l und 1013 g/l.

⇒ Trinkt an beiden Brüsten in verschieden Positionen während dem Stillen.

⇒ Wirkt nach dem Stillen zufrieden.

⇒ Das Gewicht des Neugeborenen steigt im erwarteten Rahmen.

⇒ Die Mutter drückt Zufriedenheit mit dem Stillprozeß aus.

⇒ Die Eltern demonstrieren Kompetenz beim Füttern des Neugeborenen.

# Flüssigkeitshaushalt

Die Funktion des menschlichen Körpers ist von einer funktionierenden Flüssigkeitsregulierung abhängig. Die regelmäßige Flüssigkeitsaufnahme ist für den Menschen wichtiger als die Aufnahme fester Speisen. Die Regulierung des Flüssigkeitshaushalts ist ein komplexer Mechanismus, der bei Störung zu Defizit oder Überschuß an Körperflüssigkeit mit Auswirkungen auf den Gesamtorganismus führen kann.

Flüssigkeitsmangel kann durch verminderte Aufnahme, durch Versagen der Regulation oder durch Verluste entstehen. Ein Flüssigkeitsmangel beeinträchtigt den Organismus in den verschiedensten Aktionen und birgt ein hohes Risikopotential für die Gesundheit. Wird ein Mangel nicht ausgeglichen, drohen dem Patienten schwerwiegende und irreparable Folgen.

Flüssigkeitsüberlastung entsteht entweder durch exzessive Zufuhr oder mangelnde Ausscheidung. Dieser Zustand beeinträchtigt (unter anderem) die Atmung und die Herzkreislauffunktion, und stellt allein dadurch eine massive Gefahr für das Leben dar, wenn er nicht rasch korrigiert wird.

Die Pflegediagnosen im Bereich des Flüssigkeitshaushalts sind folgende:

⇒ Flüssigkeitsmangel

⇒ Risiko für Flüssigkeitsmangel
⇒ Flüssigkeitsüberlastung
⇒ Risiko für Flüssigkeitsüberlastung.

# Flüssigkeitsmangel

## Definition

Zustand einer Dehydration auf Grund eines Flüssigkeitsverlusten oder einer unzureichender Zufuhr.

## Synonyme

⇒ Flüssigkeitsvolumendefizit

## Charakteristik

*Sollten vorhanden sein:*

⇒ Berichtete oder beobachtete ungenügende orale Flüssigkeitszufuhr;

⇒ Beobachtbare Zeichen einer Dehydration.

*Können vorhanden sein:*

⇒ Starkes Durstgefühl, trockene Schleimhäute, Heiserkeit;

⇒ Fieber, Hypotonie, Tachykardie, schwacher Puls;

⇒ Oligurie, erhöhte Urinkonzentration, Ausfuhr größer als Einfuhr;

⇒ Erhöhte Atemfrequenz;

⇒ Schwäche, Benommenheit, mentale Veränderungen;

⇒ Gewichtsabnahme.

### Strategien

⇒ Erfassung von ursächlichen und begleitenden Faktoren.

⇒ Förderung/ Erhaltung der oralen Flüssigkeitszufuhr.

### Ziele

⇒ Puls und arterieller Blutdruck sind im Normbereich.

⇒ Körpertemperatur ist normal.

⇒ Elektrolyte sind im Normbereich.

⇒ Der Venendruck ist innerhalb normaler Grenzen (5-15 cm $H_2O$);

⇒ Patient scheidet mindestens 1500 ml Urin täglich aus.

⇒ Trinkt mindestens 2000 ml täglich.

⇒ Patient zeigt normalen Hautturgor und feuchte, intakte Schleimhäute.

⇒ Ist wach und orientiert zu Personen, Umgebung und Zeit.

⇒ Patient äußert Wohlbefinden, hat keinen Durst, fühlt keine Schwäche.

⇒ Das spezifische Gewicht des Urins bleibt zwischen 1005 und 1010 mg/l.

## Risiko für Flüssigkeitsmangel

### Definition

Zustand, in dem durch erhöhten Bedarf bzw. erhöhte Verluste ein Mangel an Körperflüssigkeit zu entstehen droht.

### Synonyme

⇒ Risiko für Flüssigkeitsvolumendefizit

### Risikofaktoren

⇒ Gesteigerte Flüssigkeitsverluste

⇒ Verminderte/ begrenzte Flüssigkeitszufuhr

⇒ gesteigerter Stoffwechselbedarf

⇒ Geringes Durstgefühl, geringe gewohnte Trinkmenge

⇒ Gestörte Wahrnehmung

### Charakteristik

*Können vorhanden sein:*

⇒ Beobachtbares geringes Trinkverhalten;

⇒ Klinische Zeichen von erhöhtem Verbrauch;

⇒ Klinische Zeichen von erhöhten Verlusten;

⇒ Durst;

⇒ konzentrierter Urin.

**Strategien**

⇒ Erfassung der Risikofaktoren.

⇒ Erhaltung/ Förderung der oralen Flüssigkeitszufuhr.

⇒ Information und Schulung zu einer adäquaten Flüssigkeitszufuhr und zur Selbstkontrolle.

**Ziele**

⇒ Die Vitalzeichen bleiben stabil.

⇒ Die Hautturgor und Schleimhäute bleiben normal.

⇒ Patient ist wach und orientiert zu Ort, Zeit und Personen.

⇒ Der Patient trinkt mindestens 2000 ml täglich.

⇒ Der Patient scheidet mindestens 1500ml unauffälligen Urin täglich aus.

⇒ Die Elektrolyte bleiben im Normbereich.

⇒ Der Patient erhält seine Körpergewicht.

⇒ Zeigt eine ausgeglichene Flüssigkeitsbilanz.

# Flüssigkeitsüberlastung

## Definition

Zustand der Überlastung des Organismus mit Flüssigkeit durch verminderte Ausscheidung oder überhöhte Flüssigkeitszufuhr.

## Synonyme

⇒ Flüssigkeitsvolumenüberlastung

## Charakteristik

*Sollten vorhanden sein:*

⇒ Ödeme (Extremitäten, Aszites, Anasarka);

⇒ Gewichtszunahme.

*Können vorhanden sein:*

⇒ Blutdruckveränderungen, ZVD-Veränderungen, gestaute Jugularvenen, Lungenstauung, abnorme Atemgeräusche;

⇒ Veränderungen im mentalen Status, wie Unruhe, Stimmungsschwankungen, Verwirrung, akuter Streß, Angst;

⇒ Veränderungen im renalen Status, mit erhöhter Einfuhr und verminderte Ausfuhr, hohem spezifischem Gewicht, veränderte Elektrolyte etc.;

⇒ Veränderungen im respiratorischen Status, wie gesteigerte Atemfrequenz, Veränderungen im Atemmuster, Dyspnoe, Orthopnoe, Lungenstauung.

### Strategien

⇒ Erfassung von ursächlichen/begleitenden Faktoren.
⇒ Entlastung von Kreislauf und Atmung, Vermeidung von Komplikationen.
⇒ Förderung der Ausscheidung und Begrenzung der Flüssigkeitszufuhr.
⇒ Information und Schulung zu Diätvorschriften und Flüssigkeitsbegrenzung.

### Ziele

⇒ Puls und arterieller Blutdruck sind im Normbereich.
⇒ Körpertemperatur ist normal.
⇒ Elektrolyte sind im Normbereich.
⇒ Der Venendruck ist innerhalb normaler Grenzen.
⇒ Scheidet mindestens 1500 ml Urin täglich aus.
⇒ Körpergewicht ist im gewünschten Bereich.
⇒ Normalen Hautturgor und feuchte, intakte Schleimhäute.
⇒ Ist wach und orientiert zu Person, Ort und Zeit.
⇒ Zeigt keine Zeichen von Lungenstauung.
⇒ Hält seine verordnete Flüssigkeitsbegrenzung ein.
⇒ Beteiligt sich an den Aktivitäten des täglichen Lebens ohne Erschöpfungszeichen zu entwickeln.
⇒ Führt seine Aktivitäten selbständig aus.
⇒ Beschreibt korrekt die Anforderungen an die Diät und kennt geeignete Nahrungsmittel.
⇒ Beschreibt Zeichen und Symptome, die eine medizinische Therapie erforderlich machen.

# Risiko für Flüssigkeitsüberlastung

## Definition

Zustand, in dem eine deutliches Risiko für eine Volumenüberlastung des Organismus besteht.

## Synonyme

⇒ Risiko für Flüssigkeitsvolumenüberlastung

## Risikofaktoren

⇒ Beeinträchtigte Ausscheidungsfähigkeit
⇒ Unkontrollierte Flüssigkeitszufuhr
⇒ Eingeschränkte Herzleistung
⇒ Beeinträchtigte Volumenregulation
⇒ Hormonelle Störungen, Steroidtherapie
⇒ Exzessive Flüssigkeits-, und Salzaufnahme
⇒ Zu geringe Eiweißzufuhr
⇒ Nichtbeachtung der medikamentösen Therapie/ Einstellung

## Charakteristik

*Können vorhanden sein:*

⇒ Beobachtbares erhöhtes Trinkverhalten;
⇒ Klinische Zeichen von verringerter Ausscheidung;
⇒ Klinische Zeichen von kardialer/ renaler Funktionsbeeinträchtigung;
⇒ Durst;
⇒ Veränderter Urin.

**Strategien**

⇒ Erfassung von ursächlichen und begleitenden Faktoren.

⇒ Erfassung von persönlichen oder familiären Ressourcen.

⇒ Information und Schulung zu Diätvorschriften und Flüssigkeitsbegrenzung.

**Ziele**

⇒ Entwickelt keine Ödeme und andere Zeichen einer Einlagerung.

⇒ Zeigt ausgeglichene Bilanz.

⇒ Hält seine verordnete Flüssigkeitszufuhr über 24 Std. ein.

⇒ Zeigt keine Gewichtszunahme.

⇒ Äußert den Willen, die empfohlene Therapie zu befolgen.

⇒ Beschreibt korrekt die Anforderungen an die Diät und nennt Nahrungsmittel, die zu vermeiden oder zu bevorzugen sind.

⇒ Beschreibt Zeichen und Symptome, die eine medizinische Therapie erforderlich machen.

## Haut– und Schleimhaut

Haut und Schleimhäute sind der Schutzmantel des Organismus. Die Funktion der Haut wird durch interne Faktoren wie z.B. der Regulierung von Temperatur und Durchblutung und durch externe Faktoren wie z. B. durch geeignete Kleidung und durch entsprechende Pflege unterstützt. Sind die Schutzfunktionen eingeschränkt oder ist ein Mensch nicht mehr in der Lage, sie zu unterstützen, so kann daraus ein erhöhtes Risiko für eine Störung der Integrität entstehen.

*Haut*
Liegt eine Unterbrechung der Hautintegrität vor, so ist die Schutzfunktion der Haut außer Kraft gesetzt. Hautdefekte öffnen die natürlichen Barrieren für Keime. Bei Fortbestehen der ursächlichen Faktoren und einer reduzierten Immunabwehr kann dies zu einer ernsthaften Bedrohung führen. Dazu gehören bereits auch kleine Läsionen der Haut wie Blasen oder ein beginnendes Erythem.

*Gewebe*
Im Gegensatz zu einer Hautschädigung sind bei der Gewebeschädigung immer mehrere Schichten betroffen. Es kann zwischen reversiblen und nicht reversiblen (Nekrose) Schädigungen unterschieden werden. Es besteht das Risiko des Verlusts von Körperflüssigkeiten, der Infiltration von Erregern und dem Verlust von Körperfunktionen. Die Schädigung kann durch externe oder interne Faktoren verursacht werden.

*Schleimhäute*
Eine besondere Bedeutung hat die Schleimhaut. Die Aufgaben sind vielfältig und können durch verschiedene Prozesse beeinträchtigt werden. Veränderungen der Mundschleimhaut, den Zähnen und der Zunge können den Mensch in der Kommunikation und der Nahrungsaufnahme stark beschränken. Unter bestimmten Bedingungen, z.B. unter einer Chemotherapie, können Veränderung der Mundschleimhaut kaum verhindert werden. Die Schädigungen der Mundschleimhaut führen zu Beeinträchtigungen, die Komplikationen nach sich ziehen können.

Die Aufgabe der Pflege ist es, Risiken frühzeitig zu erfassen, Störungen anderer Körpersysteme wie z.B. der Durchblutung zu behandeln und die Umgebung so zu gestalten, daß die Heilung ermöglicht wird. Wenn der Patient in der Selbstfürsorgefähigkeit beeinträchtigt ist, müssen präventive Maßnahmen durch die Pflege durchgeführt werden.

Pflegediagnosen im Aktionsfeld *Haut-Schleimhaut* sind folgende:

⇒ Hautschädigung
⇒ Hautschädigungsrisiko
⇒ Gewebeschädigung
⇒ Mundschleimhautschädigung
⇒ Risiko für Mundschleimhautrisiko

# Hautschädigung

## Definition

Zustand einer gestörten oder unterbrochenen Hautintegrität

## Synonyme

⇒ Unterbrochene Hautintegrität

## Charakteristik

*Sollten vorhanden sein:*

⇒ Sichtbare Hautveränderung oder Verletzungen der Epidermis wie Erythem, Pruritus, Ekzem, offene Verletzung.

*Können vorhanden sein:*

⇒ Klinische Gegenwart von externen Faktoren welche die Hautintegrität in Mitleidenschaft ziehen (chemische, Kälte, Hitze, Druck).

⇒ Juckreiz, Brennen, Schmerzen, Missempfindungen.

## Strategien

⇒ Erfassung von ursächlichen und begleitenden Faktoren.

⇒ Ermittlung des Ausmaßes der Schädigung.

⇒ Förderung der Abheilung/ Schutz vor weiteren Schädigungen.

⇒ Information und Schulung zur Prävention.

## Ziele

⇒ Normaler Hautturgor.

⇒ Störungen und Läsionen sind abgeheilt.

⇒ Berichtet über ein gesteigertes Wohlbefinden.

⇒ Demonstriert Techniken zur Pflege von Läsionen.

⇒ Versteht die Maßnahmen zum Schutz der Haut.

⇒ Demonstriert geeignete Techniken zur Hautbeobachtung.

⇒ Entwickelt und demonstriert eine angemessene Routine zur Hautpflege.

⇒ Berichtet über seine Gefühle bezüglich der Veränderung des Körperbilds.

# Hautschädigungsrisiko

## Definition

Zustand, in dem ein deutliches Risiko für die Verletzung oder Zerstörung der Haut besteht.

## Synonyme

⇒ Hautrisiko

⇒ Risiko für beeinträchtigte Hautintegrität

## Charakteristik

*Sollten vorhanden sein:*

⇒ Einschränkungen in der Selbstfürsorge;

⇒ Veränderungen in der sensorischen oder kognitiven Wahrnehmung;

⇒ Einschränkungen der physischen und/oder psychischen Mobilität;

⇒ Einschränkung in der Wundheilung, Durchblutung und Immunabwehr;

⇒ Extreme Abweichungen vom Ernährungszustand (Kachexie/ Adipositas).

**Strategien**

⇒ Erfassung des Risikopotentials.

⇒ Erhaltung eines optimalen Haut- und Gewebezustands.

⇒ Information und Schulung zur Prävention.

**Ziele**

⇒ Erfährt keine Hautschädigung.

⇒ Muskelstärke und Beweglichkeit nehmen zu.

⇒ Nimmt adäquate Nahrung und Flüssigkeit zu sich.

⇒ Hält die adäquate Hautzirkulation aufrecht.

⇒ Äußert Verstehen der präventiven Pflegemaßnahmen.

⇒ Patient bzw. Angehörige demonstrieren präventive Maßnahmen.

⇒ Patient und Angehörige beschreiben die Beziehung zwischen Risikofaktoren und Präventivmaßnahmen.

# Gewebeschädigung

## Definition

Schädigung oder Verletzung von Schleimhäuten, Haut, Hornhaut und/oder tiefer liegendem Gewebe.

## Synonyme

⇒ Gestörte Gewebeintegrität

## Charakteristik

*Sollten vorhanden sein:*

⇒ Sichtbare Veränderung des betreffenden Areals;

⇒ Offene Verletzung, chirurgische Wunde, Drainage, Ableitung etc..

*Können vorhanden sein:*

⇒ Offene Verletzung, Schwellung, Hämatom, Rötung, Exsudat;

⇒ Jucken, Brennen, Schmerzen;

⇒ Geruch;

⇒ Funktionsveränderungen der betroffenen Gewebsstrukturen;

⇒ Sensorische Veränderungen;

⇒ Durchblutungsveränderung.

**Strategien**

⇒ Erfassung von Ausmaß der Verletzung und Behandlung.

⇒ Unterstützung/ Förderung der Abheilung.

⇒ Schutz vor weiteren Verletzungen/ Einschränkungen.

**Ziele**

⇒ Äußert Schmerzfreiheit.

⇒ Zeigt keine Anzeichen von Wund- oder systemischer Infektion.

⇒ Berichtet über gesteigertes Wohlbefinden.

⇒ Demonstriert angemessenes und empfohlenes Ernährungs- und Trinkverhalten.

⇒ Erleidet keine weitere Gewebsschädigung.

⇒ Die Gewebsschädigung zeigt normalen Heilungsverlauf.

# Mundschleimhautschädigung

## Definition

Zustand einer veränderten Mundschleimhaut mit gestörter Integrität oder anderen pathologischen Veränderungen.

## Synonyme

⇒ Gestörte Integrität der Mundschleimhaut

## Charakteristik

*Sollten vorhanden sein:*

⇒ Berichtete oder wahrgenommen Veränderungen/ Schäden in der Mundschleimhaut, Läsionen, Ulzera, Infektion, Pilzbefall.

*Können vorhanden sein:*

⇒ Schmerzen oder unangenehmes Gefühl, Durst, Mundtrockenheit;
⇒ Belegte, borkige oder trockene, rissige Zunge, verminderter Speichelfluß;
⇒ Stomatitis, Mundinfekt, Zahnfleischbluten, defekte Zähne.

**Strategien**

⇒ Erfassung der vorhandenen Schädigungen und der möglichen Ursachen.

⇒ Förderung einer optimalen Mundhygiene und Abheilung der Defekte.

⇒ Information und Schulung zur angepaßten Mundhygiene.

**Ziele**

⇒ Äußert verbessertes Befinden.

⇒ Hat keine Schmerzen vor, beim oder nach dem Essen.

⇒ Hat eine ausgeglichene Flüssigkeitsbilanz.

⇒ Komplikationen sind vermieden.

⇒ Defekte sind abgeheilt.

⇒ Die Mundschleimhaut ist rosa, feucht und intakt.

⇒ Drückt die Gefühle über das Problem aus.

⇒ Demonstriert korrekte und sichere Mundhygiene.

⇒ Beschreibt den Zusammenhang zwischen Veränderung und Mundpflege.

# Risiko für Mundschleimhautschädigung

## Definition

Zustand eines deutlich erhöhten Risikos zu Veränderungen/ Schädigungen der Mundschleimhaut.

## Synonyme

⇒ Risiko für Mundschleimhautdefekt

## Charakteristik

*Sollten vorhanden sein:*

⇒ Therapeutische Flüssigkeits- und/oder Nahrungskarenz;

⇒ Ungenügende Mundhygiene bei prädisponierender Erkrankung/ Therapie.

*Können vorhanden sein:*

⇒ Schmerzen oder unangenehmes Gefühl, Durst, Mundtrockenheit;

⇒ Belegte, borkige oder trockene, rissige Zunge, verminderter Speichelfluß.

**Strategien**

⇒ Erfassung von prädisponierenden Faktoren.
⇒ Erhaltung/ Förderung einer optimalen Mundhygiene.
⇒ Information und Schulung zur Mundhygiene.

**Ziele**

⇒ Äußert verbessertes Befinden.
⇒ Zeigt ausgeglichene Flüssigkeitsbilanz.
⇒ Zeigt keine Defekte, Schmerzen, Beläge, Infektionen.
⇒ Die Mundschleimhaut ist rosa, feucht und intakt.
⇒ Demonstriert korrekte und sichere Mundhygiene.

# Temperaturregulierung

Der menschliche Organismus reguliert seine Temperatur in einem engen Bereich zwischen 36 °C und 37,5 °C, den er für die Erhaltung der Körperfunktionen benötigt. Der Mensch besitzt im Laufe der Lebensspanne wechselnde Fähigkeiten zur Temperaturregulierung. Säuglinge, Kleinkinder, aber auch alte Menschen sind in ihren physiologischen Fähigkeiten begrenzt. Belastungen durch die Umgebung und Erkrankungen können ebenfalls zu Regulierungsstörungen führen.

Zum *Temperaturregulierung* zählen wir folgende Pflegediagnosen:

⇒ Fieber

⇒ Unterkühlung

⇒ Temperaturschwankung

*Überwärmung:*
Hyperthermie ist ein Zustand, in dem die Körpertemperatur über 37,9° C erhöht ist. Temperatursteigerungen sind natürliche Abwehrreaktionen des Körpers auf elementare Störungen oder Infektionen. Die Hyperthermie bedeutet für den Organismus eine maximale Streßbelastung, durch den viele Komplikationen entstehen können. Der Grenzbereich der Überwärmung liegt bei 41° C, Überschreitungen führen zur Denaturierung des Zellproteins und damit zum Tod.

*Unterkühlung*
Die Unterkühlung ist ein Zustand, in dem die Körpertemperatur unter 35°C ab gesenkt ist. Hypothermien können durch Unfälle, systemische Erkrankungen oder durch therapeutische Maßnahmen z.B. während Operationen entstehen. Schwere Unterkühlung wird meist durch Störungen des Hypothalamus ausgelöst.

*Beeinträchtigung der Temperaturregulierung*
Aufgabe der Pflege ist es, Risiken für eine Temperaturveränderung frühzeitig zu erfassen, den Patienten in seinen Fähigkeiten zur Regulierung unterstützen und in geeigneten Maßnahmen zur Prävention und Überwachung zu schulen. Liegt eine Regulationsstörung vor muß der Patient bei der Erhaltung und Wiedererlangung seiner normalen Körpertemperatur unterstützt werden.

# Fieber

## Definition

Erhöhung der Körpertemperatur über die normalen Grenzen (Kerntemperatur >37.9° C).

## Synonyme

⇒ Erhöhte Körpertemperatur

⇒ Hyperthermie

## Charakteristik

*Sollten vorhanden sein:*

⇒ Gemessene Temperatur von mehr als 37,9° C.

*Können vorhanden sein:*

⇒ Warme, gerötete Haut;

⇒ erhöhte Atemfrequenz, Tachykardie, Blutdruckerhöhung;

⇒ Schüttelfrost, Krämpfe;

⇒ Zentralisierungszeichen (kühle, marmorierte, zyanotische Extremitäten);

⇒ Glieder- und Kopfschmerzen;

⇒ Angst, Unruhe, Bewußtseinsveränderung, Verwirrtheit.

**Strategien**

⇒ Ermittlung der Ursachen und der begleitenden Symptomatik.
⇒ Senkung der Temperatur.
⇒ Information zur Prävention einer erneuten Erhöhung.

**Ziele**

⇒ Die Körpertemperatur ist im Normbereich.
⇒ Haut ist warm und trocken; keine Zeichen von Zentralisierung.
⇒ Herzfrequenz und Blutdruck sind im Normbereich.
⇒ Schwitzt nicht, friert nicht, berichtet über gesteigertes Wohlbefinden.
⇒ Ist wach und orientiert zu Zeit/ Personen/ Umgebung.
⇒ Zeigt keine Komplikationen wie Krämpfe, Blutdruckabfall.

# Unterkühlung

## Definition

Verminderung der Körpertemperatur unter die normalen Grenzen (Kerntemperatur <35° C).

## Synonyme

⇒ Untertemperatur

⇒ Hypothermie

## Charakteristik

*Sollten vorhanden sein:*

⇒ Herabgesetzte Körpertemperatur.

*Können vorhanden sein:*

⇒ Kalte Haut, Frieren, Zittern, Frösteln und Blässe;

⇒ Zyanotische Nägel;

⇒ Tachyarrhythmie, schwache Pulse;

⇒ Verminderter Blutdruck;

⇒ Tiefe Atmung;

⇒ Koordinationsstörungen;

⇒ Schleppendes Sprechen;

⇒ Pupillenerweiterung;

⇒ Muskelstarre.

**Strategien**

⇒ Ermittlung der Ursachen und der begleitenden Symptomatik.

⇒ Langsame Steigerung/ Erhaltung der Temperatur.

⇒ Information zur Prävention einer erneuten Hypothermie.

**Ziele**

⇒ Die Körpertemperatur ist im Normbereich.

⇒ Haut ist warm und trocken; keine Zeichen von Zentralisierung.

⇒ Herzfrequenz und Blutdruck sind im Normbereich.

⇒ Friert nicht.

⇒ Berichtet über gesteigertes Wohlbefinden.

⇒ Zeigt keine Komplikationen.

⇒ Der Klient versteht, wie er einer Unterkühlung vorbeugen kann.

# Temperaturschwankung

## Definition

Zustand, in dem ein deutliches Risiko besteht, daß die normale Körpertemperatur nicht aufrecht gehalten werden kann.

## Synonyme

⇒ Risiko zur Temperaturentgleisung

⇒ Ineffektive Temperaturregulierung

## Risikofaktoren

⇒ Neurologische Störungen

⇒ Infektionen, veränderter Metabolismus

⇒ Verbrennungen, Verletzungen

⇒ Anämie, Blutverluste, Schock, Dehydration

⇒ Operationen, Dialyse, parenterale Ernährung

⇒ Verminderte Fähigkeit zur Temperaturkontrolle

⇒ Neugeborene, Säuglinge

⇒ Fortgeschrittenes Alte

⇒ Belastung durch wechselnde Umgebungstemperaturen

⇒ Inaktivität, Überlastung

⇒ Ungeeignete Kleidung für die entsprechenden Temperaturen

**Strategien**

⇒ Erfassung von Risikofaktoren.

⇒ Erhaltung einer normalen Körpertemperatur.

⇒ Information und Schulung zur Prävention.

**Ziele**

⇒ Körpertemperatur bleibt normal.

⇒ Haut ist warm und trocken.

⇒ Äußert Wohlbefinden.

⇒ Zeigt keine Zeichen von Unterkühlung oder Überwärmung.

⇒ Klient und/oder Familienmitglieder erkennen Zeichen von Unterkühlung oder Überwärmung.

⇒ Kennen Umstände und Ursachen, die zu Unterkühlung oder Überwärmung führen können.

⇒ Beschreiben Wege, wie eine Veränderung der Körpertemperatur vermieden werden kann.

## Stuhlausscheidung

Die Stuhlausscheidung ist ein intimer Vorgang des Menschen, der stark durch kulturelle und gesellschaftliche Normen geprägt ist.

Krankheit und therapeutische Einschränkungen können eine Abhängigkeit verursachen und für den Menschen eine massive Beeinträchtigung seines Selbstwerts bedeuten. Die Hilfestellung bei der Ausscheidung erfordert von den Pflegenden Einfühlungsvermögen für die Situation des Patienten und die Einschränkungen, die er erfährt.

*Obstipation*
Ernährungsfehler und Bewegungsmangel sind die häufigsten Ursachen für chronische Obstipation. Fehlverhalten und ungenügende bzw. falsche Informationen können zu einem Mißbrauch von Abführmitteln führen, die wiederum die Situation dauerhaft verschlechtern und zu einer psychischen Stuhlfixierung führen können.

Die sorgfältige Erfassung möglicher Ursachen einer Obstipation, die Förderung einer normalen Stuhlfrequenz mit natürlichen Mitteln und die Beratung und Schulung in alternativen Maßnahmen zur Prävention versetzen den Patienten in die Lage, seine Stuhlausscheidung zu normalisieren.

*Diarrhöe*
Auch bei der Diarrhöe spielt die Ernährung eine wichtige Rolle. Vor allem kontaminierte oder verdorbene Lebensmittel können Durchfälle verursachen. Auch seelische Probleme, Streß, Angst und Überforderung sowie chronische Darmerkrankungen kommen als Ursache der Diarrhöe in Betracht.
Die Förderung einer normalen Stuhlfrequenz und -Konsistenz, sowie die Überwachung und Prävention von Komplikationen, gehören neben der physischen und psychischen Unterstützung zu den Schwerpunkten der Pflege.

*Stuhlinkontinenz*
Stuhlinkontinenz bedeutet für den Betroffenen eine massive Beeinträchtigung. Er ist in seiner sozialen Interaktion beeinträchtigt und auf eine oft unzureichende Versorgung mit Windeln etc. angewiesen. Nicht selten führt dies zum Zurückziehen und zum Abbruch gewohnter Kontakte.
Die sorgfältige Auswahl eines auf den Patienten abgestimmten Systems zur Versorgung, die Erstellung eines Toilettenplans und die Durchführung eines täglichen Stuhltrainings können das Wohlbefinden des Patienten fördern.

Pflegediagnosen im Bereich der *Stuhlausscheidung* sind folgende:

⇒ Verstopfung
⇒ Verstopfungsrisiko
⇒ Durchfall
⇒ Stuhlinkontinenz
⇒ Künstliche Stuhlableitung.

## Verstopfung

### Definition

Zustand einer unregelmäßigen oder fehlenden Stuhlausscheidung durch Veränderung der Darmmotorik.

### Synonyme

⇒ Obstipation

⇒ Stuhlverstopfung

### Charakteristik

*Sollten vorhanden sein:*

⇒ Berichtete oder wahrgenommene verminderte oder fehlende Stuhlausscheidung;

⇒ Chronischer Gebrauch von Abführmitteln.

*Können vorhanden sein:*

⇒ Geringe Stuhlmengen, lange Zeiträume zwischen den Ausscheidungen;

⇒ Harter, geformter Stuhl, tastbare Stuhlmassen, rektales Völlegefühl;

⇒ Beschwerden während der Ausscheidung;

⇒ Bericht über Fehlernährung und mangelnde Flüssigkeitszufuhr.

## Strategien

⇒ Erfassung von ursächlichen und begleitenden Faktoren.

⇒ Regulierung/ Förderung der Ausscheidung.

⇒ Beratung zu erforderlichen Umstellungen in der Ernährung, Flüssigkeitszufuhr und Aktivität.

⇒ Vermittlung von professioneller Hilfe, falls erforderlich.

## Ziele

⇒ Stuhlfrequenz in normalem Rahmen (z.B. jeder 2. Tag).

⇒ Nimmt ballaststoffreiche Kost zu sich.

⇒ Die Flüssigkeitszufuhr beträgt 2,5-3 Liter pro Tag.

⇒ Versteht den Zusammenhang zwischen Ernährung, Flüssigkeitszufuhr und Stuhlausscheidung.

⇒ Steigert seine Aktivität und führt selbständig empfohlene Übungen durch.

⇒ Nimmt professionelle Hilfe an.

## Verstopfungsrisiko

### Definition

Veränderung der normalen Darmmotorik durch therapeutische Eingriffe, verlängerte Bettruhe und/oder diätetische Einschränkung.

### Synonyme

⇒ Risiko für Stuhlverstopfung

⇒ Obstipationsrisiko

### Charakteristik

*Sollten vorhanden sein:*

⇒ Verlängerte Stuhlpause nach Operationen;

⇒ Fehlender Stuhldrang, verminderte Darmgeräusche.

*Können vorhanden sein:*

⇒ Bauchschmerzen, verminderter Appetit;

⇒ Zeichen von Flüssigkeitsmangel, Fieber, Blähungen.

## Strategien

⇒ Erfassung von Risikofaktoren.
⇒ Erhaltung/ Förderung der normalen Ausscheidung.
⇒ Bewegungsförderung, falls angemessen, Erhöhung der Flüssigkeitsmenge und Verbesserung der Diät.

## Ziele

⇒ Äußert Wohlbefinden - kein Druckgefühl, keine Bauchschmerzen.
⇒ Bauch ist weich, Darmgeräusche sind vorhanden, Winde gehen ab.
⇒ Hat mindestens jeden 2. Tag weichen, geformten Stuhlgang.
⇒ Führt regelmäßige empfohlene Bauchübungen durch.
⇒ Führt täglich mindestens 2000 ml Flüssigkeit zu sich, soweit erlaubt.
⇒ Zeigt eine ausgeglichene Flüssigkeitsbilanz.
⇒ Nimmt faserreiche Diät ein, soweit nicht kontraindiziert.
⇒ Äußert Verstehen über den Zusammenhang zwischen Diät und Stuhlausscheidung.

# Durchfall

## Definition

Stuhlausscheidung von dünner bis wäßriger Konsistenz und einer Frequenz von mehr als 3x pro Tag.

## Synonyme

⇒ Diarrhöe

## Charakteristik

*Sollten vorhanden sein:*

⇒ Berichtete oder wahrgenommene Herabsetzung der Stuhlkonsistenz und Erhöhung der Frequenz über 3x pro Tag.

*Können vorhanden sein:*

⇒ Abdominale Schmerzen und Krämpfe;
⇒ Zeichen von Verdauungsstörungen, Entzündungen oder Infektionen;
⇒ Hyperaktive Darmmotorik und Darmgeräusche;
⇒ Farbveränderungen, Auflagerung/Beimischungen (blutig, fettig, schleimig);
⇒ Starker Stuhldrang.

### Strategien

⇒ Erfassung von ursächlichen und begleitenden Faktoren.

⇒ Reduktion/ Eliminierung von auslösenden Faktoren.

⇒ Erhaltung des normalen Flüssigkeits- und Elektrolythaushalts.

⇒ Information zur Prävention.

### Ziele

⇒ Das Stuhlverhalten ist normal.

⇒ Flüssigkeits- und Elektrolythaushalt ist ausgeglichen.

⇒ Ursächlichen Faktoren und präventive Maßnahmen sind bekannt.

⇒ Zeigt keine Zeichen von Dehydrierung.

# Stuhlinkontinenz

## Definition

Zustand, in dem der Mensch seine Stuhlabgänge nicht hinreichend kontrollieren kann.

## Synonyme

⇒ Darminkontinenz

## Charakteristik

*Sollten vorhanden sein:*

⇒ Berichteter oder wahrgenommener unwillkürlicher Stuhlabgang.

*Können vorhanden sein:*

⇒ Mangelnde Wahrnehmung des Stuhldrangs;
⇒ Mangelnde Wahrnehmung der Stuhlpassage.

### Strategien

⇒ Erfassung von ursächlichen und begleitenden Faktoren.

⇒ Förderung der Wahrnehmung.

⇒ Einführung einer regelmäßigen Toilettenroutine.

⇒ Information und Schulung zur optimalen Versorgung bei fortbestehender Stuhlinkontinenz.

### Ziele

⇒ Erfährt eine normale und regelmäßige Ausscheidung auf der Toilette.

⇒ Haut bleibt intakt.

⇒ Gewinnt oder verbessert seine Kontrolle über die Stuhlausscheidung.

⇒ Bringt zum Ausdruck, und daß er seine Situation akzeptiert und daß er von seinen Angehörigen respektiert wird.

# Künstliche Stuhlableitung

## Definition

Zustand vorübergehender oder dauerhafter Veränderung der Stuhlausscheidung.

## Synonyme

⇒ Abdominale Stuhlableitung

⇒ Veränderte Stuhlausscheidung

## Charakteristik

*Sollten vorhanden sein:*

⇒ Vorhandensein einer künstlichen Stuhlableitung;

⇒ Geäußerte oder beobachtete Probleme bei der Versorgung des Stomas.

*Können vorhanden sein:*

⇒ Schädigung der Umgebungshaut;

⇒ Mangelnder hygienischer Umgang mit der Ableitung;

⇒ Geäußerter Kenntnismangel;

⇒ Veränderung im Ernährungs– oder Trinkverhalten;

⇒ Geäußerte oder beobachtete Angst vor der Öffentlichkeit

**Strategien**

⇒ Erfassung der Fertigkeit und eventuell aufgetretenen Probleme.

⇒ Ausschaltung von Komplikationen und Einführung einer sicheren Routine.

⇒ Information und Schulung zur Versorgung des Stoma.

**Ziele**

⇒ Äußert verbessertes Empfinden.

⇒ Keine Zeichen von Komplikationen, wie Infektion, Hautdefekt oder Verstopfung.

⇒ Erörtert die Auswirkung auf sich selbst, seine Familie und die Bezugspersonen.

⇒ Akzeptiert sein verändertes Körperbild.

⇒ Klient, Familie und Bezugspersonen demonstrieren korrekte Techniken zur Stomaversorgung.

⇒ Plant mit der Familie und Bezugspersonen Modifikationen des Lebensstils.

⇒ Nimmt Kontakt zu Selbsthilfegruppen auf.

# Urinausscheidung

Die Urinausscheidung ist ebenso wie die Defäkation ein intimer Vorgang des Menschen, der stark durch kulturelle und gesellschaftliche Normen geprägt ist.

Die Urinausscheidung ist direkt von einer ausreichenden Flüssigkeitszufuhr abhängig. Krankheit und therapeutische Einschränkungen können Abhängigkeit verursachen und für den Menschen eine massive Beeinträchtigung seines Selbstwerts bedeuten. Die Hilfestellung bei der Ausscheidung erfordert von den Pflegenden Einfühlungsvermögen für die Situation des Patienten.

*Instrumentelle Urinausscheidung*
Die instrumentelle Ableitung des Urins gehört im klinischen Alltag zur Routine und kann die verschiedensten Ursachen haben. Für den Patienten bedeutet sie die Aufhebung seiner natürlichen Ausscheidung und birgt ein beachtliches Potential für sekundäre Komplikationen.
Aufgabe der Pflege ist es, den Patienten während der Maßnahme zu unterstützen das Risiko für Komplikationen zu minimieren.

*Harnverhalt und Blasenentleerungsstörung*
Die Fähigkeit zur vollständigen, willkürlichen Blasenentleerung kann durch obstruktive oder neurologische Störungen eingeschränkt oder blockiert werden.

Aufgabe der Pflege ist hierbei, die Fähigkeit zur natürlichen Ausscheidung zu fördern und die medizinische Therapie zu unterstützen.

*Inkontinenz*

Der Verlust der Kontinenz bedeutet für den betroffenen Menschen erhebliche Einschränkungen in Selbstwert und Wohlbefinden. Oft kommt es zu Zurückziehen aus Angst und Scham und somit zu einer Störung der sozialen Beziehungen und Bindungen. Neben der psychischen Belastung entsteht durch die laufende Belastung der Haut ein stark erhöhtes Risiko für Infektionen und Hautdefekte.
Schwerpunkte der Pflege ist die optimale Versorgung des Patienten zum Schutz vor Komplikationen und zur Minimierung der psychischen Belastung, sowie die Erhaltung oder Reaktivierung der vorhanden Ressourcen und das Einüben alternativer Techniken zur Wiedererlangung der Kontinenz.

Im Aktionsfeld Urinausscheidung besprechen wir folgende Pflegediagnosen:

⇒ Harninkontinenz
⇒ Akuter Harnverhalt
⇒ Chronischer Harnverhalt
⇒ Künstliche Harnableitung.

# Harninkontinenz

## Definition

Unwillkürlicher, unkontrollierter Urinabgang.

## Synonyme

⇒ Urininkontinenz
⇒ (Spezifische Diagnosen:) Reflexinkontinenz, Dranginkontinenz, Stressinkontinenz

## Charakteristik

*Sollten vorhanden sein:*

⇒ Berichteter oder beobachteter Urinabgang, bevor eine Toilette erreicht werden kann.

*Können vorhanden sein:*

⇒ Plötzlicher Harndrang bei gleichzeitiger Unfähigkeit, eine Toilette zu erreichen;
⇒ Urinabgang in gesellschaftlichen Situationen;
⇒ Verminderte Wahrnehmung der Blasenfüllung;
⇒ Unwillkürliche Blasenentleerung in Zusammenhang mit einer Spastik der unteren Extremität;
⇒ Unwillkürliche Blasenentleerung nach Stimulation der Bauchdecke;
⇒ Unterbrochenene, unvollständige Miktion;
⇒ Gesteigerter Sphinktertonus, Blasenspastik;
⇒ Reduzierte Blasenkapazität;
⇒ Häufiger Harndrang;
⇒ Harnträufeln bei erhöhtem abdominalen Druck;
⇒ Ständiger unkontrollierter Abgang von Urin.

## Strategien

⇒ Erfassen der Ursachen und körperlichen/ seelischen Auswirkungen der Inkontinenz.
⇒ Entwickeln eines Ausscheidungsmuster zur Verhinderung eines erhöhten Blasendrucks.
⇒ Schulung der körperlichen/ seelischen Fähigkeiten zur Eigenkontrolle.
⇒ Sicherstellen der Hautintegrität.
⇒ Erhöhen des Flüssigkeitsangebots zur Verhinderung eines Harnwegsinfekts oder Steinbildung.
⇒ Hinzuziehen von professioneller Hilfe.

## Ziele

⇒ Drückt gesteigertes Wohlbefinden aus.
⇒ Trinkt mindestens 2 Liter Flüssigkeit täglich.
⇒ Haut im Genitalbereich ist intakt und reizlos.
⇒ Zeigt keine Zeichen von Harnwegsinfekt.
⇒ Führt stündlich Übungen zu neuromuskulären Förderung im Beckenbereich durch.
⇒ Hält das empfohlene Toilettenschema ein.
⇒ Nimmt gesellschaftliche Beziehungen wieder auf.
⇒ Klient und/oder Bezugsperson demonstrieren korrekten Umgang mit eventuell verwendeten Hilfsmitteln.
⇒ Klient und Familie sprechen offen über ihre Gefühle und die Veränderungen durch die Inkontinenz.
⇒ Klient und/oder Familie nutzen die empfohlenen professionellen Unterstützungsmöglichkeiten.

# Akuter Harnverhalt

## Definition

Zustand, in dem der Mensch über einen absehbaren Zeitraum nicht in der Lage ist, seine Base vollständig und in einer angemessenen Zeit zu entleeren.

## Synonyme

⇒ Harnretention

## Charakteristik

*Sollten vorhanden sein:*

⇒ Berichtete oder beobachtete ungenügende Blasenentleerung.

*Können vorhanden sein:*

⇒ Harndrang, Völlegefühl in der Blase, hoher Restharn;

⇒ Dysurie, Blasenerweiterung;

⇒ Nykturie;

⇒ Langsamer Harnstrahl, Tröpfeln;

⇒ Häufige Miktion mit kleinen Mengen bzw. keine Urinausscheidung;

⇒ Rot gefärbter Urin, Beimengung von Blutgerinnseln;

⇒ Bewußtseinsbeeinträchtigung;

⇒ Sensorische Beeinträchtigung der unteren Extremität.

**Strategien**

⇒ Erfassung der ursächlichen und begleitenden Faktoren.

⇒ Erhaltung einer hygienischen Versorgung und Vermeidung von Komplikationen.

⇒ Information und Schulung zur Bewältigung der Entleerungsstörung.

**Ziele**

⇒ Äußert gesteigertes Wohlbefinden.

⇒ Verbalisiert Verstehen der Behandlung.

⇒ Zeigt ausgeglichene Flüssigkeitsbalance.

⇒ Komplikationen sind vermieden.

⇒ Überdehnung der Blase ist vermieden.

⇒ Der Urin ist klar und frei von Blutungszeichen und Gewebspartikeln, die Blase ist von Restharn frei.

⇒ Der Patient äußert Schmerzfreiheit der Blase.

⇒ Demonstriert die Fähigkeit zu selbständiger Blasenentleerung ohne Hilfsmittel.

## Chronischer Harnverhalt

### Definition

Zustand, in dem der Mensch nicht in der Lage ist, eine normale, vollständige und willkürliche Blasenentleerung zu erreichen.

### Synonyme

⇒ Chronische Harnretention

### Charakteristik

*Sollten vorhanden sein:*

⇒ Berichtete oder beobachtete Unfähigkeit zur willkürlichen Miktion;
⇒ Sensorische oder neuromuskuläre Beeinträchtigung im Beckenbereich.

*Können vorhanden sein:*

⇒ Harnverhalt, manchmal im Wechsel mit teilweiser Inkontinenz;
⇒ Dysurie, Pollakisurie, verzögerte Miktion, Nykturie;
⇒ Hohe Restharnmenge;
⇒ Zeichen von Harnwegsinfekt;
⇒ Spastik bei voller Blase.

## Strategien

⇒ Erfassung der ursächlichen und begleitenden Faktoren.
⇒ Erhaltung einer hygienischen Versorgung und Vermeidung von Komplikationen.
⇒ Information und Schulung zur Bewältigung der Entleerungsstörung.

## Ziele

⇒ Äußerung von verbessertem Wohlbefinden.
⇒ Entleert die Blase regelmäßig und vollständig nach Plan.
⇒ Demonstriert Fertigkeit zur Eigen-Katheterisierung.
⇒ Übt und beherrscht alternative Techniken zur Förderung der Blasenentleerung.
⇒ Urin ist klar und frei, keine Anzeichen einer Infektion.
⇒ Die Haut im Genitalbereich ist intakt.
⇒ Zeigt keine Infekt- oder Entzündungszeichen in Zusammenhang mit einer eventuell verwendeten Dauerableitung.
⇒ Klient oder ein Familienmitglied führt die erforderliche Katheterisierung selbständig durch.
⇒ Klient und Angehörige demonstrieren geeignete Techniken im Umgang mit dem Problem.
⇒ Klient und Familie kennen die Symptome einer autonomen Dysreflexie und wissen geeignete Gegenmaßnahmen.
⇒ Der Klient erörtert die erforderlichen Umstellung im Lebensstil mit der Familie.

# Künstliche Harnableitung

## Definition

Zustand, in dem ein Mensch in seiner natürlichen Fähigkeit zur Urinausscheidung beeinträchtigt ist und aus therapeutischen Gründen eine künstliche Urinableitung erfährt.

## Synonyme

⇒ Veränderte Urinausscheidung

## Charakteristik

*Sollten vorhanden sein:*

⇒ Therapeutisch erforderliche instrumentelle Urinableitung oder Anlage einer Urostomie;

⇒ Geäußerte oder beobachtete Probleme bei der Versorgung der Ableitung.

*Können vorhanden sein:*

⇒ Schädigung der Umgebungshaut;

⇒ Mangelnder hygienischer Umgang mit der Ableitung;

⇒ Geäußerter Kenntnismangel;

⇒ Veränderung im Ernährungs– oder Trinkverhalten;

⇒ Geäußerte oder beobachtete Angst vor der Öffentlichkeit.

**Strategien**

⇒ Erfassung von ursächlichen und begleitenden Faktoren.

⇒ Vermeidung von Komplikationen durch die Ableitung.

⇒ Schulung im Umgang mit der Ableitung.

⇒ Beratung über Ernährungs– und Trinkverhalten sowie Verhalten in der Öffentlichkeit.

⇒ Vermittlung von Unterstützung durch Stomatherapeutin und Selbsthilfegruppen .

**Ziele**

⇒ Berichtet über ein gesteigertes Wohlbefinden.

⇒ Zeigt keine Zeichen von Komplikationen wie Infektion, Hautdefekt oder Stauung.

⇒ Zeigt eine ausgeglichene Flüssigkeitsbilanz.

⇒ Erörtert die Auswirkung der Urinableitung auf sich selbst, seine Familie und die Bezugspersonen.

⇒ Äußert Akzeptanz seines veränderten Körperbilds.

⇒ Klient, Familie und Bezugspersonen demonstrieren Fertigkeit zur Selbstversorgung der Ableitung.

⇒ Plant mit der Familie und Bezugspersonen Modifikationen des Lebensstils.

⇒ Nimmt Kontakt zu Selbsthilfegruppen auf.

# Register

## A



## B



## C

## D



## E



## F

**G**



**H**



**I**

K



L



M



O

## P



## Q



## R



## S

## T



## U

## V



## W



## Z

**Zu dem Thema Pflegediagnosen und zum Pflegeprozess ist weiterhin erschienen:**

# Der Pflegeprozeß

*Theoretischer Hintergrund und Klassifikation*

**Diagnosen**
**Interventionen**
**Ergebnisse**

*mit Vorschlägen für die praktische Arbeit*

**W. Reimer F. Fueller**

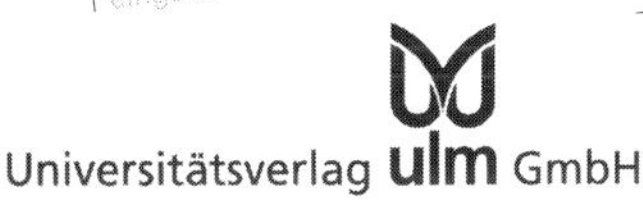

**Zum Inhalt:**

Dieses Buch ist aus der zunehmenden Dringlichkeit entstanden, eine genaue Beschreibung des Pflegeprozesses zu schaffen. Es beleuchtet den theoretischen Hintergrund der Pflege und es formuliert Pflegediagnosen, die sich an der Praxis der deutschsprachigen Länder orientieren. Darüber hinaus beschreibt es zu jeder Diagnose die entsprechenden Ziele und Pflegemaßnahmen.
Die Diagnosen sind in einem eigenen Klassifizierungssystem geordnet, das unabhängig von einer spezifischen Pflegetheorie ist und daher mit jedem Modell verwendet werden kann. Zahlreiche Beispiele und Formulare runden das Werk ab. Das Buch ist geeignet als Grundlage und Arbeitsbuch für die Ausbildung und dient als Nachschlagewerk für die Praxis.

Das Buch enthält:

⇒ Eine Analyse der wichtigsten Pflegetheorien auf ihre Anwendung im Pflegeprozeß.

⇒ Eine Klassifikation in dynamischen Aktionsfeldern, zum theorieunabhängigen Einsatz von Pflegediagnosen im Prozeß.

⇒ Eine Prozeßbeschreibung für den Einsatz von Pflegediagnosen, Interventionen und Ergebnissen.

⇒ Eine Modellplanung mit Planungsformularen.

⇒ 112 Pflegediagnosen mit Definition, Ursachen/Risiken, Charakteristik, Zielen, Pflegestrategien, Interventionen und Ergebnissen.